Der Wellness-Alchemist©

Inklusive Konzept Mindfulness-Wellness & Selbst-,
Stress-, Ernährungs- und Bewegungs Management

Der Wellness-Alchemist ist ein Brückenbauer für
Mindfulness-Wellness.

Die subtile natürliche Wohlfühlkraft
(meinen Töchtern Kristin und Kathrin gewidmet)

Wellness von außen, Wellness im Innern,
nur die Trennung, die entzweit.
Wellness im Innern, Wellness im Außen,
nur die Wohlfühlkraft vereint.

Im All-Eins-Sein, per Mit-Sich-Sein,
ruft die Wohlfühlkraft hervor.
Im All-Eins-Sein, per Mit-Sich-Sein,
leibt und lebt sie neu erkor´n.

Neu erkoren, neu geboren,
wird die Wohlfühlkraft zur Kur.
Eines Sinnes, tief im Einklang,
wirkt die Heil'ge Seelenruhe.

Wellness ist ein Akt des Dienens.
Bewusstsein ist das Licht der Welt.
Liebe ist, was all´s verb(w)andelt,
bedingungslos, ganz still, ganz schlicht.

Inhalt

Vorwort

Nichts ist so stark wie eine Idee, deren Zeit gekommen ist.
Victor-Marie Hugo (1802-1885)

„Der Wellness-Alchemist ist nicht wie ein beliebiges anderes Buch über Wellness", bekomme ich immer wieder zu hören aufgrund der Tatsache, dass der Themenkomplex Gesundheit, Krankheit, Lebensstil, Gesundheitsbewusstsein und Selbstbewusstsein einzigartig ist; Gesundheit und Krankheit in jedem Kapitel einander gegenübergestellt werden, Wirkzusammenhänge erläutert werden.

Hin und wieder werde ich gefragt, was Wellness mit diesen Themen zu tun hat. Die Antwort ist ganz einfach: Wenn uns bewusst ist, was Wellness bedeutet, stellen wir fest, dass diese Themen erst auf die wesentlichen Wellness-Themen aufmerksam machen.

Und wenn ich gebeten werde zu erzählen, wie es dazu kam, dieses Buch zu schreiben, lautet meine Antwort: Ich kam mit einem Energiefeld, einer mystischen Form von Liebe, in Berührung, deren Existenz ich bis dahin nicht empfunden hatte. Völlig überraschend verweilte ich in einem Seinszustand allumfassender Verbundenheit. Mein Selbstgefühl, meine Einstellung zum Leben wandelte sich, ein tiefes Verstehen für den Menschen in seiner Ganzheitlichkeit entfaltete sich in mir.
Zutiefst davon überzeugt, den Schlüssel für den Zugang zur Einstimmung auf diese für mich ungewohnte Dimension der Wirklichkeit zu finden, obgleich diese Dimension jenseits meines rationalen Begreifens lag, machte ich mich auf die Suche danach. Es gab kein Zaubermittel, ohne einen Aufbruch wäre es mir wohl nicht gelungen. Kurz gesagt: Ich und Sie, wir (alle) brauchen keinen äußeren Aufbruch, um die grundlegende Kraft der Schöpfung am eigenen Leib zu erfahren, wir müssen keinen Ortswechsel vornehmen, um die bedingungslose Liebe zu finden. Was es braucht, ist ein innerer Aufbruch.
Auch das habe ich in meinem Buch beschrieben.

Vielleicht kennen Sie die Geschichte des Mannes, der verzweifelt an einer Tür rüttelt, drückt, schiebt. Er weiß, hinter dieser Tür ist das Paradies, dort werden ihm alle seine Fragen beantwortet. Erschöpft sinkt er schließlich mit der Türklinke in der Hand nieder und stellt dabei fest, dass die Tür nach innen aufgeht.

In diesem Buch öffnet sich eine Tür zu Gesundheit und Wohlergehen, die in Resonanz mit der neuen Zeit, den Einklang von Körper, Geist und Seele im Licht der Selbsterkenntnis aufleuchten lässt.
Sie werden feststellen, dass die Tür zu Wohlbefinden, Vitalität, Glück und Freude nach innen aufgeht, dass der Ursprung unserer Gesundheit von dem Urgrund unseres Menschseins nicht getrennt ist, und tiefgehende Erfahrungen eine Verwandlungskraft in sich bergen.

Als Pionier auf dem Gebiet Bewusstseinswandel und Wohlbefinden beantwortet der Wellness-Alchemist die Frage, von welcher Gestalt eine personenbezogene Dienstleistung zu sein hat, die einen unmittelbaren Bezug zu Gesundheit und Wohlbefinden hat. Dabei richtet er seinen alchemistischen Blick auf ein altes Gesundheitswissen, das in unsere neue Zeit wieder Einkehr findet, ein Wissen, das den Leser zum Umdenken, zu tiefer innerer Umwandlung ermutigen will.

Der Wellness-Alchemist© mit Konzept Mindfulness-Wellness & Management richtet sich an alle, denen ihre Gesundheit wichtig ist. Er richtet sich sowohl an Menschen mit persönlichem Gesundheitsinteresse als auch an Menschen, die im Gesundheitswesen tätig sind. Er ist für zukünftige oder bereits praktizierende Massage- und Wellnesstherapeuten aus den Bereichen Wellness, Prävention, Fitness, Ernährung ebenso gedacht wie für Kosmetiker/innen, deren Arbeitsstätten Wellness- und Spa-Institute, Beautyfarmen, Gesundheits- und Wellnesshotels, Thermen, Bäder, Freizeitanlagen und eigene Kosmetikinstitute sind.

Das Konzept ist praxisorientiert und beruht größtenteils auf wissenschaftlich abgesicherten Erkenntnissen. Es werden Zusammenhänge aus den Bereichen der Psychologie, der Psychosomatischen Medizin und der modernen Physik erläutert.

Das Buch erhebt nicht den Anspruch, eine fachliche Abhandlung zu sein. Dennoch können bestätigte Erkenntnisse als neue Denkweise Grenzen der Selbstmanagementkompetenz sprengen. Sie halten einen Ratgeber mit maßgeschneidertem Konzept zur praktischen Handlungsanleitung im Umgang mit Ihrem Energiehaushalt in der Hand. Das Wissen um psycho-physiologische Zusammenhänge, physiologische Grundlagen und persönliches Energiemanagement geht uns alle an. Erst wenn wir Ursache-Wirkungs-Zusammenhänge erfassen und verstehen, können wir in der Begegnung von Person zu Person in Achtung und mit echter Wärme, im Verstehen (ohne werten oder urteilen zu wollen) in unserer Tätigkeit Spezialist sein.

Wie ist das Buch aufgebaut?

Der *Wellness-Alchemist* ist in 5 Kapitel gegliedert:

Kapitel I	Wahrheitsliebe erläutert den Stoff, aus dem der Wellness-Alchemist ist.
Kapitel II	Selbst-Management stellt die Fragen: Führen Sie sich selbst oder werden Sie geführt? Und: Kennen Sie das Leben jenseits des Geldbeutels und der Materie?
Kapitel III	Stress-Management stellt die Frage: Zeigen Sie Stressoren die rote Karte?
Kapitel IV	Ernährungs-Management geht der Frage nach: Ernähren Sie sich von Lebensmitteln oder von Sterbemitteln?
Kapitel V	Bewegungs-Management: 5.000 Schritte am Tag oder laissez faire? Wie stehen Sie zu Sport? Das ist hier die Frage.

Jedes Kapitel enthält zum einen Fachwissen, Daten und Fakten zu der jeweiligen Thematik, zum anderen werde ich Ihnen die jeweilige Thematik anhand von Beispielen darstellen.

Zur praktischen Umsetzung folgt im Anschluss an jedes Kapitel eine Zusammenfassung, ein praxisorientiertes maßgeschneidertes Konzept, auf das Sie in Ihrem Arbeitsalltag schnell zugreifen können.

Ich wünsche Ihnen viel Freude und Erfolg damit!

Einleitung

Stellen wir uns doch einmal vor, Paracelsus (1493/94-1541) würde aus der Welt des Mittelalters aufstehen und in die heutige Welt reisen. Er hat eine lange, anstrengende Reise hinter sich. Im Wellnesshotel Aktuelles Jahrhundert angekommen, bucht er unverzüglich eine entspannende Wellnessmassage.
Ich persönlich könnte mir gut vorstellen, dass er seinen Therapeuten mit Alchimian ansprechen würde.

Ein Alchimian strahlte Sicherheit und Ruhe aus, hatte Achtung vor der Besonderheit jedes einzelnen Menschen und ein natürliches Empfinden für das, was dem Menschen hilft oder was ihm schadet. Paracelsus (dessen Geburtsname Theophrastus Bombast von Hohenheim war) übte diese Eigenschaften in seinem Schaffen als Arzt, Astrologe, Mystiker, Philosoph und Alchimian fast übermenschlich aus. Auf der Schwelle zur Neuzeit gilt er als einer der Urväter der modernen Medizin und als der Begründer der modernen Chemie. In seiner ärztlichen Manier kritisierte er das bloße Buchwissen damaliger medizinischer Gelehrter und plädierte dafür, dass die Medizin auf Natur *und* Gotterkenntnis zu fußen hat. Vor diesem Hintergrund weist er auch ausdrücklich darauf hin, dass zum Verständnis einer Erkrankung und deren Behandlung einerseits empirische Befunde, andererseits – und weitaus wichtiger – die Betrachtung des Großen *und* Ganzen notwendig sind. In Anbetracht seines mystischen Gedankengutes war für ihn der physische Körper lediglich Teil des (für den gewöhnlichen Betrachter zu großen Teilen nicht sichtbaren) vollständigen Körpers. Wer jedoch durch stetige Arbeit an sich selbst (innere Umwandlung) der göttlichen Erleuchtung, des göttlichen Feuers, teilhaftig würde, der könne die Welt mit anderen Augen, das heißt im Lichte der Natur sehen. Die Welt mit anderen Augen zu sehen, die physische Materie als Analogie zur inneren Entwicklung zu sehen, darum wusste Paracelsus, genauso wie er auch das Falsche vom Gerechten zu unterscheiden vermochte.

Möglicherweise fragen Sie sich jetzt, was eine Wellnessmassage mit den Lehren des hochgeschätzten Paracelsus zu tun hat. Richten wir unseren Blick auf den sympathischen Dienstleister, dann weitaus mehr, als Sie denken.

Heute, 500 Jahre später, sind innerlich ausgeglichen, höflich und einfühlsam sein nach wie vor die Attribute, die uns Menschen sympathisch machen. Außerdem leben auch wir heute in einer Welt des Umbruchs, ein individueller Bewusstseinswandel und darauf aufbauend ein globaler sind im Gang.

Im Besonderen betrifft das die Wissenschaften, die Religionen, die Politik, unser Gesundheitssystem. Medien berichten immer wieder, dass sich unser Gesundheitswesen in einem radikalen Wandel befindet.

Somit können wir in vielerlei Hinsicht eine Parallele ziehen zwischen heute und dem Europa des 15./16. Jahrhunderts, der Zeit der Renaissance, als die Menschen mit grenzenlosem Selbstvertrauen zu neuen Ufern aufbrachen und Kunst, Kultur und Wirtschaft revolutionierten. Die alten Alchemisten wussten bereits, dass eine Revolution da draußen eine innere Revolution widerspiegelt.

Ganz dem Zeitgeist entsprechend hat der *Wellness-Alchemist* im wahrsten Sinne des Wortes über Gott und die Welt nachgedacht und aus der stillen Revolution der Selbstverwirklichung ein Buch-Projekt gemacht. Wir nehmen in diesem Buch angestammte Wellness-Elemente an die Hand, brechen gemeinsam auf zu neuen Ufern und ankern im Hafen der Sensibilitätsentwicklung des Bewusstseins des Selbst.

In diesem Prozess legen wir den Samen für Mindfulness-Wellness. Mindfulness-Wellness keimt auf dem Boden von Achtsamkeit und Selbsterkenntnis. Zwei Qualitäten des menschlichen Bewusstseins, die sowohl die eigene Gesundheit als auch die Gesundheit des anderen stärken und aufrechterhalten.

Die Zeit ist reif für eine neue Ära von altem, neuem Gesundheitswissen.

Kapitel I – Wahrheitsliebe: Der Stoff, aus dem der *Wellness-Alchemist* ist

Die Liebe zur Wahrheit: über Selbstverantwortlichkeit für unsere Gesundheit

Sorge selbst für dich, so hieß in den Siebzigerjahren das Konzept der Regierung im US-amerikanischen Gesundheitswesen und Wellness wurde der Oberbegriff für eine neuartige Gesundheitsbewegung.

Das Gesundheitssystem der Vereinigten Staaten ist weltweit mit Abstand das teuerste. In den Siebzigerjahren explodierten die Kosten im Gesundheitswesen und es wurde dazu aufgefordert, in Eigenverantwortung in die eigene Gesundheitsvorsorge zu investieren. Selbstverantwortung, Ernährungsbewusstsein, körperliche Fitness, Stressmanagement und Umweltsensibilität waren und sind nach wie vor die wichtigsten Faktoren und stellen in der Gesundheits- und Tourismusbranche weltweit einen immer wichtigeren Wachstumsmarkt dar.

Das deutsche Gesundheitssystem ist eines der ältesten in der Welt. Dessen ungeachtet müssen auch in unserem Gesundheitswesen anhaltend steigende Kosten bewältigt werden. Sämtliche Kostensparansätze des 21. Jahrhunderts hätten keinen erkennbaren Effekt gehabt – berichten Medien immer wieder.
In der Bundesrepublik Deutschland gibt es ein dichtes Netz von Institutionen und Einrichtungen, die der Erhaltung und Förderung der Gesundheit ebenso dienen, wie auch der Vorbeugung, Früherkennung, Behandlung und Nachsorge von Krankheiten und Verletzungen. Dazu gehören vor allem die Praxen der niedergelassenen Ärzte, die Krankenhäuser, ambulante und stationäre Rehabilitations-Einrichtungen und der öffentliche Gesundheitsdienst.

Das im Juli 2015 in Kraft getretene Präventionsgesetz (PrävG) übergibt Ärztinnen und Ärzten mehr Gesundheitsverantwortung. Es geht darum, Präventionsempfehlungen auszusprechen und damit systematisch zum Erhalt und zur Verbesserung der Gesundheit der Menschen beizutragen.

Der Dienstleistungssektor Wellness bietet Produkte und Dienstleistungen an, die ebenfalls darauf abzielen, die Gesundheit aufrechtzuerhalten. Ganzheitliche Gesundheitskonzepte beabsichtigen die Gesundheit und den Gleichklang mit Körper, Geist und Seele zu fördern. Körper, Geist und Seele miteinander in Einklang zu bringen ist ein Trendthema. Allem Anschein nach wird davon ausgegangen, dass eine Trennung vorliegt.
Haben Sie sich schon einmal gefragt, worin der Einklang eigentlich liegt? Geist, Seele und Körper sind drei miteinander verbundene Bereiche des Seins behaupten die einen. Sie sind ein und dasselbe sagen die anderen.
Aus dem Blickwinkel einer alchemistischen Philosophie und Ganzheitsmedizin, der Spagyrik, die in Analyse- und Therapieverfahren die Kunst des Lösens und Bindens, des Trennens und Wiederzusammenfügens ausübt, sind Geist, Seele und Körper drei ineinandergreifende Sphären, die eine geordnete Gesamtheit (Kosmos) im Universum bilden. Verschiedene Spirituelle Traditionen gehen davon aus, dass die körperlichen und seelischen Kräfte durch den (göttlichen) Geist (lat. spiritus) geleitet werden – demnach eine untrennbare Einheit bilden. Traditionelles Wissen und moderne Forschung teilen sich die Ansicht, dass der Mensch weit mehr als ein physisches, mentales und emotionales Wesen ist, der Mensch nur dann gesund ist, wenn er sich in der richtigen Balance befindet, alle Körperfunktionen in ihrem natürlichen Gleichgewicht sind, wenn der menschliche Organismus im lebendigen Austausch mit den natürlichen elektromagnetischen Feldern steht und (je nach Auffassung) der Mensch sich seinem erweiterten Bewusstsein entsprechend als untrennbaren Teil des Großen *und* Ganzen (Paracelsus) fühlt – sich als Eins-Sein mit allem anderen als Ganzes versteht.

Die Aussage „Eins-Sein mit allem anderen" anders formuliert: Die rational erklärbare irdische materielle Wirklichkeit, in der die menschliche Ratio dazu neigt das Sichtbare getrennt zu betrachten und zu benennen, hat Paracelsus' unsterblichem Weisheitserbe zufolge einen für die Ratio nicht fassbaren sogenannten spirituellen Hintergrund, der seinerseits eine spirituelle Wirklichkeit darstellt, in der alles mit allem verbunden ist, in der es keine Trennung gibt, in der vielmehr die materielle Wirklichkeit und die spirituelle Wirklichkeit die Ganzheit der Realität bilden.

Geht man die eigene spirituelle Entwicklung an, darf man – Paracelsus zitiert „durch stetige Arbeit an sich selbst" – mit wachsendem Vertrauen in den inneren spirituellen Erkenntnisweg eigene spirituelle Einsichten machen. Mit der Einsicht in die Non-Duale Dimension, in der es keine Überzeugungen, keine Muster, keine Konzepte, keine Grenzen, kein getrenntes Ich und kein Du gibt, gebärt das stille Wissen, dass ein jeder von uns eine individuelle Verkörperung jenes einen großen Lebensprinzips ist, das alle Menschen beseelt.

Geboren wurde das Gedankengut zu der Zeit, als ich die Bodenseeregion zu meiner Wahlheimat gemacht hatte. Neben dem Aufbau meiner Naturheilpraxis arbeitete ich als Massage- und Entspannungstherapeutin im Bereich Wellness. Zwei Arbeitsstätten im Gesundheitswesen, die von außen betrachtet einen Spagat darstellen. Aber im Gespräch über Gesundheit und Wohlbefinden stehen beide Bereiche in einem natürlichen Nebeneinander. Von daher steht der (zu behandelnde) Mensch in beiden Bereichen gleich-wertig und gleich-gültig im Mittelpunkt. Unter diesem Gesichtspunkt sah und sehe ich mich als Therapeutin in zwei Rollenfunktionen zugleich: zum einen in der Rolle der Heilpraktikerin, zum anderen in der Rolle der Mindfulness-Wellness-Konzept Vermittlerin.

Schon früh formten die grundlegenden Gesetzmäßigkeiten von Gesundheit und Krankheit aus Schulmedizin und Alternativmedizin mein Gesundheitsbewusstsein – das ich vom Selbstbewusstsein nicht trenne.

Vor diesem Hintergrund liegt mir nichts mehr am Herzen, als dem kritischen Geist meiner Mitmenschen, und gerade auch dem Leser des Wellness-Alchemisten, die Wahrheit in Erinnerung zu rufen: Indem ich (Sie) Amt, Rang, Name, mentale Konzepte, ja, indem wir Vergangenheit, Selbstkonzept und Selbstbild ablegen, bleiben wir in unserem übriggebliebenen Sein, in unserer zeitlosen Existenz übrig – in der wir Alle miteinander verwoben sind.

Inwieweit Ihre Wahrheit über das vernetzte Zusammenwirken aller Existenzen und meine Wahrheit über die Ganzheit der Realität in Resonanz gehen, darum geht es in diesem Buch nicht. Ich plädiere nicht dafür, vorige Zeilen zu glauben. Glauben Sie nichts – prüfen Sie selbst. Auf der Ebene der Dualität ist alles relativ, hier gibt es keine absolute Wahrheit. Eventuell wird uns der Gleichklang unserer persönlichen Wahrheit an der Schnittstelle, an der unsere Lebenskraft mit dem Rhythmus des Lebens in Einklang kommt, bewusst. (Siehe dazu die Liebe zur Wahrheit über unsere Lebensenergie, Seite 27-29)

Ebenso verhält es sich mit der Liebe zur Wahrheit über Selbstverantwortlichkeit für unsere Gesundheit. Der Gleichklang lautet: Körper, Seele und Geist als energetische Einheit zu begreifen und zu erfahren, ist der persönliche, höchst individuelle Weg jedes einzelnen Menschen.

Auf diesem Weg gibt es für körperliche Erkrankungen und für psychische Erkrankungen keine Norm, und auch die Gesundheit ist eine nicht allgemein verbindlich gegebene Norm. Gesundheit ist etwas ganz Individuelles. Jeder hat seine eigene Gesundheit wie sein eigenes Schicksal. Gesundheit ist nicht von außen her mach-, erwerb- oder lieferbar, aber jeder kann seine inneren Selbstheilungskräfte ernst nehmen, seinen Geist und seinen Körper ins dynamische Gleichgewicht bringen, die eigenen Gesundheitspotenziale entfalten und in Rückbesinnung auf eine natürliche Lebensweise seine Lebensverhältnisse gesundheitsdienlich gestalten.

Die Frage ist, wie viel man von sich selbst in das Projekt investieren möchte.

Jeder Mensch lebt in seiner eigenen inneren Erlebniswelt, nimmt seine Mitmenschen, die Welt um ihn herum, Objekte und Ereignisse in nur seiner eigenen, einzigartigen Weise wahr, mit der nur von ihm selbst empfundenen Bedeutung. Jeder lebt sein eigenes inneres Fühlen und hat seine eigenen inneren Erfahrungen. Der Mittelpunkt seiner inneren Welt ist er selbst.

Er lebt danach, wie er seine Umwelt und sich selbst, als eigene Person, mit sämtlichen Empfindungen von sich selbst und allen Erkenntnissen über sich selbst, wahrnimmt. Jede Person lebt das „Konzept", das sie von sich selbst hat.

Kennen Sie das Showkonzept Big Brother?

Woran denken Sie, wenn Sie Big Brother hören?

Kommt Ihnen hier die Fernsehshow, in der sich Menschen rund um die Uhr filmen lassen, in den Sinn? Oder denken Sie an einen Sensor, sandkorngroß in einer Pille eingelassen, der zu hundert Prozent eine Patienten-Überwachung ermöglicht: die Roboter-Pille?

Forscher in den USA haben diese Methode entwickelt. Kritiker nennen das Verfahren Big Brother. Die Deutschen-Wirtschafts-Nachrichten schreiben dazu: ... *[Elektronische Geräte und Minichips, die am Körper getragen oder verschluckt werden, werden zukünftig bei der Behandlung von Krankheiten eine bedeutende Rolle spielen]* ... (veröffentlicht am 16.03.2014).

Eine mittlerweile unverzichtbare Rolle spielt die 2001 erstmals eingesetzte Kapsel-Endoskopie, die heute in vielen Praxen bei der Untersuchung von Speiseröhre, Dünndarm und Dickdarm erfolgreich eingesetzt wird.

Auf dem Gebiet der Chirurgie hat der Operationsroboter DaVinchi, der durch den Arzt gesteuert wird, seinen Siegeszug in die operative Medizin angetreten.

Im Bereich Lebensmittelindustrie liegt die Verbindung von Natur und Technologie bei der automatisierten Verarbeitung von Lebensmitteln mittels Robotern. Weltraummenüs gibt es im All für Astronauten, für die am Boden Lebenden wird hochkalorische Sondernahrung im medizinischen Bereich verwendet.

Es gibt gentechnisch veränderte Nahrungsmittel (Fertigprodukte aus der industriellen Produktion, die in der Lage sind, in Aussehen und Geschmack jedes in der Natur vorkommende Lebensmittel künstlich vorzuspiegeln), die mit Hippokrates' (um 400 vor Christus) Ernährungsbewusstsein: *Eure Nahrungsmittel sollen Heilmittel sein, und eure Heilmittel sollen Nahrungsmittel sein*, nichts gemein haben. Wie würden die von Hippokrates verordneten Heilmittel heute in einer hochtechnisierten Welt wohl aussehen?

Wir haben eine technisch hoch entwickelte Zivilisation und Hightech-Medizin, aber sich rasend schnell verbreitende Zivilisationskrankheiten (Managerkrankheit/evolutionäre Fehlanpassung). Wohlstandskrankheiten werden als Zeugen für Wohlstandsschäden angesehen. Bestimmte Verhaltensweisen und Umweltfaktoren werden als gesundheitsgefährdend identifiziert.

Gibt es keine Einheitlichkeit im Beschwerdebild, gestaltet sich das Diagnostizieren schwierig. Diagnosen stellt man nicht selbst, sie werden von den Fachleuten gestellt. Seltene Erkrankungen lassen sich in den wenigsten Fällen pharmakologisch wirksam behandeln. Aber in erster Linie lässt sich damit gut verdienen. Krankheiten werden nicht mehr auskuriert, sie werden betäubt, blockiert – es gibt ja für fast jede Erkrankung einen „Blocker".

Bessere Diagnosen und Therapien erhofft sich die Medizin in nicht allzu ferner Zukunft von einem digitalen Zwilling, der Vorhersagen über Krankheiten treffen soll. An einem virtuellen Abbild des Patienten soll die Wirksamkeit einer Arznei getestet werden. Digitale Eins-zu-eins-Kopien von Organen sind bereits Realität.

Für Paracelsus war die ganzheitliche Sicht auf Krankheit und Heilung Realität. Nicht umsonst wird er der Reformator der Medizin des Mittelalters genannt. Seine Heilkunst ging von einem Körper als einem Ganzen, dem Sichtbaren und dem Unsichtbaren, aus.

Das ist kein Arzt, der das Unsichtbare nicht weiß, das keinen Namen trägt, keine Materie hat und doch seine Wirkung. Nicht der Corpus ist die Arznei, das wahre Arkanum ist unsichtbar. (Paracelsus)

Wenn wir heute über unseren Körper sprechen, sprechen wir über eine Ansammlung von biochemischen Apparaturen: Bewegungsapparat, Harnapparat, Verdauungsapparat, Zahnapparat, Herz-Kreislauf-Apparat, Gefäßapparat. Der Mensch ist aber nicht mit einer mechanischen Maschine zu vergleichen, die digitalisiert und flächendeckend vernetzt werden kann. Der Mensch ist ein faszinierendes Wesen und will als solches verstanden und behandelt werden. Den Wunsch eines Menschen nach Gesund- und Glücklichsein, ja, nach Glückseligkeit, kann sicherlich keine Technik, keine Mensch-Maschine-Interaktion, keine Forschung und auch keine Reform erfüllen.

Drei Pfade hat der Mensch in sich, in denen sich sein Leben trägt: die Seele, den Leib und die Sinne. (Paracelsus)

Im digitalen Zeitalter über Online-Sprechstunden oder Gesundheits-Apps eine zufriedenstellende Lebensweise vermittelt oder Erkrankungen gemanagt zu bekommen, würde Paracelsus vermutlich mit Skepsis betrachten. Ich könnte mir gut vorstellen, dass er einer Telemedizin, einem Projekt, das Wachstum und Wohlstand in einer digitalen Gesundheit verspricht, misstrauisch gegenüberstehen würde.

Den Grund, auf den ich baue und aus dem meine Schriften hervorgehen, setze ich auf vier Säulen, nämlich die Philosophie, die Astronomie, die Alchemie und die Tugend. (Paracelsus)

Eine alte und neue (Gesundheits-) Philosophie „die Liebe zur Weisheit über die Gesundheit", die dem Begriff Wellness beziehungsweise dem Gesundheitsbereich Wellness immanent ist, postuliert eine nachhaltige Veränderung des Lebensstils sowohl durch die allgemeine Gesundheitsaufklärung, als auch durch verhaltenspräventive Maßnahmen. Wellness meint den „ganzen Menschen" und die Namensgebung „ganzer Mensch" drückt aus, dass der Mensch Teil des Ganzen und weitaus mehr als die Summe seiner Teile ist. Eine ganzheitliche Gesundheitsmethode geht auf die Beziehung und Abhängigkeit zwischen Körper, Geist und Seele ein. Im Hinblick darauf, dass ganzheitliche Lebensstil-Konzepte darauf abzielen, den Gleichklang von Körper, Geist und Seele zu fördern, übt das „Ganzheitlichkeitsverständnis" – neben den vier Gesundheitssäulen „Ernährung", „Bewegung", „Entspannung" und „Soziale Interaktion" – auf der tiefsten Ebene unseres Menschseins den größten Einfluss auf die Gesundheit aus. Man könnte sagen, es besitzt die Potenzkraft eines Arzneimittels für die innerseelischen Kräfte des Menschen.

Paracelsus' Arznei Konzept zielte darauf ab, im Menschen eine Harmonie mit den kosmischen Kräften zu erzeugen. Mikro- und Makrokosmos sah er miteinander verbunden. Stellen wir Paracelsus' ganzheitliche Sicht der Dinge beziehungsweise sein Gesundheitsverständnis dem Gesundheitsverständnis des heutigen Renaissancemenschen gegenüber, könnte ich mir gut vorstellen, dass Paracelsus uns angesichts der Tatsache, dass wir in einer Welt der unaufhaltsamen Digitalisierung leben, wir mit einer Fülle von Informationen konfrontiert werden, unser Körper und unser Gehirn extreme Anpassungsleistungen vollbringen müssen, das Selbstgefühl, mit den Kräften des Universums verbunden zu sein, unterdessen beim einen oder anderen von uns ins Hintertreffen gerät, auf folgendes aufmerksam machen würde: Wenn wir, ungläubig dem eigenen Empfinden gegenüber, meilenweit von unserem Gesundheitsbewusstsein entfernt sind und an unserer Eingebundenheit in die übergeordneten Zusammenhänge zweifeln, suchen wir im Außen, was wir im Inneren verloren haben: uns selbst. Jetzt ist es nur noch ein kleiner Schritt ins Reich der Fremdbestimmung, wo uns manch eine unerwünschte Beeinflussung irreführen kann, wo wir so mancher Marketingbotschaft zum Opfer fallen können, wo wir nicht durchzublicken vermögen, wenn ein Konzept, das zwar die Gesundheit und das Wohlergehen der Menschen im Auge hat, dieses Auge aber den Menschen nicht über das Ego hinaus betrachtet, einzig auf die Steigerung von Effizienz und Optimierung im Dienst von Konsum hinausläuft.

Die Begriffe Marketingbotschaft, Marketingstrategie und Markenbezeichnung sind Begriffe, die es wert sind, ihnen nachzugehen. Wenn es sich um so etwas Wichtiges wie Leistungsangebote rund um die Gesundheitsförderung handelt, möchte ich niemanden, der sich für Fitness, Ernährung, Entspannung oder Schönheitspflege interessiert, in die dunkle Ecke stellen. Ich überlege nur, in welchem Kontext Marketingziele und Konsumentenwünsche stehen. Ich denke über die vier Seiten einer Nachricht nach. Gemäß dem *Vier-Seiten-Modell* nach Friedemann Schulz von Thun[1] (1944), Psychologe, wird eine Nachricht unter vier Ebenen beschrieben: Sachinhalt, Selbstoffenbarung, Beziehung und Appell.

---

1   https://www.schulz-von-thun.de/

Wie es sich für mich darstellt, stützen sich Markenbeziehungen sowohl auf die angeborenen Impulse, Instinkte und Gefühle als auch auf persönlich entwickelte Werte, Gedanken und Emotionen. Meines Wissens nach ist das „Gefühl" die angeborene Fähigkeit körperliche Empfindungen, die während bestimmten Situationen erfahren werden, zu „fühlen", beispielsweise Geborgenheit, Zufriedenheit, Wärme, Kälte, Schmerz, Furcht, Freude, Wut, Traurigkeit. „Emotionen" hingegen sind Produkte des Fühlens, sie sind an mentale Vorgänge wie Gedanken, Wünsche, Erwartungen, Einstellungen, Absichten und so weiter gekoppelt; Emotionen sind zum Beispiel Ekel, Schuld, Scham, Ärger. Was die Markenbeziehungen betrifft, scheint es so zu sein, dass die Bildersprache mehr Beziehung schafft als die Begriffssprache. Werden Gefühle und Emotionen (in Bildern und/oder Begriffen) „verkauft" und hält ein Unternehmen lang genug an seiner Markenverkaufsstrategie fest, kann eine emotionale Bindung mit dem Kunden entstehen. Diese emotionalen Bindungen werden genutzt. So gesehen können Handlungsorte, an denen sich unsere Gefühle in Sicherheit und Vertrautheit wiegen, leider Gottes auch zu Bereichen werden, in denen unsere Gefühle als Ware gehandelt werden können, mit dem limbischen System und den psychischen Prozessen ein Geschäft gemacht werden kann.

Ein Beispiel:

Stellen wir uns eine XY-Industrie vor, deren Werbe-Kampagne uns davon überzeugt, dass wir das Verlangen nach „Natur-im-XY-Domizil" haben. Die Werbewirkung baut unser Verlangen danach auf. Wir suchen das XY-Domizil auf, was den Absatz der XY-Industrie steigert. Anstatt einfach nur hin und wieder einen Spaziergang im Wald zu machen, hat die strategische psychologische Manipulation funktioniert.

Richten wir nun den Blick auf unsere Grundbedürfnisse „körperliches Wohlergehen", „Essen", „Trinken", „Schlafen"(Ruhe und Entspannung), und stellen wir uns einmal vor, was dabei herauskommt, wenn das Bedürfnis nach Körperkontakt, nach Berührung, nach Nähe, unbefriedigt geblieben ist. Was dabei rauskommt, ist ein Problem. Ein Problem, das der Kindheit entstammt, hält uns im Erwachsenenalter auf der inneren Entwicklungsstufe, auf welcher sich die Problematik zugetragen hat. So gesehen strebt im Erwachsenenalter das innere verletzte Kind (das Es) nach Befriedigung dessen, was eben in der Kindheit unbefriedigt, bis ins Erwachsenenalter auf der Strecke geblieben ist. (Siehe dazu das menschliche Energiesystem, Seite 80 ff und angeborene Bedürfnisse des Menschen, Seite 91,92)

Stellen wir uns jetzt eine XY-Person vor, die in früher Kindheit keine ausreichende Einstimmung auf ihre Bedürfnisse erfahren hat, die den Körperkontakt, den sie gebraucht hätte, nicht bekommen hat. Person-XY ist dem Ruf obiger Werbung gefolgt. Sie ist im XY-Domizil der Natur nahe und all ihre Körpersysteme wiegen sich in Sicherheit, in Vertrautheit, sozusagen in Seelenverwandtschaft.

Unter diesem Gesichtspunkt können wir uns gut vorstellen, dass sich die XY-Person im stressfreien Feld der Gemütlichkeit wohl fühlt. Sie kann hier nicht nur Natur konsumieren, sondern auch manch andere Annehmlichkeit, die ihr im Alltag unter Umständen versag ist. Als gesundheitsorientierter Konsument pflegt Person-XY in der entspannten Atmosphäre des XY-Domizils ihre Gesundheit und ihr Wohlergehen in Hülle und Fülle.

Eine weitere werbekräftige Wohlfühl-Kernaussage „Erleben Sie ganzheitliche Tiefenentspannung durch sanfte einfühlsame Berührung" wirkt auf sie ein, was dazu führt, dass sie sich eine XY-Ganzkörpermassage gönnt. Den Blick auf das „unterversorgte Kind" gerichtet könnte man Annehmen, dass der Mangel an angenehmen, sinnlichen und emotionalen Reizen kompensiert beziehungsweise befriedigt wurde. Leider ist das nicht der Fall. Beim nächsten Wohlfühl-Angebot wird die Bedürfnisweckung erneut funktionieren. So kann Person-XY sozusagen zum „Bestandskunden" werden, die Absatzsteigerung und die Machtposition der XY-Industrie einen Zugewinn verbuchen. Warum? Das Grundproblem ist dadurch nicht beseitigt, nicht an der Wurzel angepackt worden. Ähnlich einem Medikament, zum Beispiel Stimmungsaufheller, welches die Ursache der Niedergeschlagenheit nicht beseitigt, ist auch das dem (Bedürfnis-)Defizit zugrundeliegende Problem weder durch den umsorgten Aufenthalt im XY-Domizil noch durch die einfühlsame Massagebehandlung befriedigt oder behoben worden. (Siehe dazu Stolpersteine auf dem Weg der passiven Entspannung, Seite 62, 63)

Nach vierzig Jahren Berufspraxis glaube ich nicht, dass es einen Menschen gibt, der von sich behaupten kann, in der Frühzeit seines Lebens keine seelische Kränkung erfahren zu haben – das eine Kind mehr, das andere weniger. Streng genommen reicht schon ein „scharfer Blick".

Es ist ein bedauernswertes Faktum, dass wenn es im Entwicklungsprozess eines Kindes, aus welchen Gründen auch immer, zu „Wunden" kommt, die liebevolle Zuwendung ausbleibt oder sich ins Gegenteil verkehrt, das Kind seine kindliche Unversehrtheit einbüßen muss. Jede psychische oder körperliche Verletzung, jede Form von mangelnder Einfühlsamkeit, Rücksichtslosigkeit, Missachtung, Demütigung, Grenzüberschreitung und Suggestion hat vielfältige psychologische und physiologische Auswirkungen. Die Organisation seines zarten Energiesystems gerät aus dem Lot. Wenn dieser Zustand fortbesteht, reagiert der Körper unter anderem mit einer gestörten viszeralen Regulierung, zum Beispiel mit Muskelverspannungen. (Siehe dazu das Symptom und die Rolle der Muskeln, Seite 90, 91 und Kapitel III Stress-Management.)

Zusammenfassend möchte ich formulieren: Werbebotschaften können Anreiz für etwas Gutes sein. Sie können beiläufig mit einer Aufforderung oder Verpflichtung einhergehen. Sie können Bedürfnisse und Sehnsüchte wecken. Sie können Einfluss nehmen.

Werden Bedürfnisse oder Sehnsüchte geweckt oder will man in irgendeine Norm passen, ist man verführbar.

Per Definition bedeutet Verführung, jemanden gewaltlos dahingehend zu manipulieren, dass er etwas tut, was er eigentlich nicht wollte oder sollte.

Fakt ist: Sehnsüchte, die an ein Produkt oder an eine (körperbezogene) Dienstleistung gekoppelt werden und durch die Präsentation von einem blühenden Leben, Genuss und Sinneslust, Romantik, Lebendigkeit, Schönheit, Sicherheit, Wohlergehen und Glück (die Liste ließe sich beliebig erweitern) an uns herangetragen werden, werden nie und nimmer einen anderen Menschen aus uns machen. Haben wir ein gegenständliches Bewusstsein, sind wir Abhängige; wir lassen es zu, dass ein anderer uns beeinflusst. Die tief liegende Ursache, nämlich die erlittene Einbuße an Unversehrtheit, der Verlust des Kontakts zu sich selbst und zu der inneren Kraft (wodurch unbewusst ein entsprechender Mangel erlitten wird) entlarvt, weshalb es überhaupt dazu kommen kann, dass ein Mensch die Mechanismen und gehirngerechte Manipulation der Werbung nicht durchschaut.

So manch einem mag diese Sichtweise provozierend erscheinen. Andere mögen verärgert sein. Wieder andere spüren, dass an der Sache etwas Wahres dran ist – sie scheinen das intuitiv zu wissen. Das sind diejenigen, die sich nicht mehr länger täuschen lassen wollen. Diese Menschen wollen das Falsche vom Gerechten (Paracelsus) auseinanderhalten, sie wollen es Paracelsus gleichtun und im Stofflichen den Ausdruck des Geistigen sehen.

Als Brückenbauer zwischen Verlust des Kontakts zu sich selbst und Wiedererlangen der Natur des Selbst beleuchtet der *Wellness-Alchemist* die revolutionäre alte, neue Entdeckungsreise zum wahren Selbst – das nicht manipulierbar ist. Das Wiedererlangen des Bewusstseins um das wahre Selbst ist zu jederzeit möglich. Hand in Hand mit Paracelsus' Gedankengut „der physische Körper sei lediglich Teil des (für den gewöhnlichen Betrachter zu großen Teilen nicht sichtbaren) vollständigen Körpers" schaut der *Wellness-Alchemist* über die bloße Erscheinungsform der Dinge hinaus. Das ist der entscheidende Punkt, an dem Sie, liebe Leserin, lieber Leser, zweierlei Sichtweisen der Wahrnehmung der Dinge erfahren.

Picken wir uns als Beispiel ein unsichtbares Ding heraus: Während Sie diese Zeilen lesen, befinden sich in Ihrem Zimmer, in dem Sie sitzen, elektromagnetische Wellen, deren Frequenzen Sie mit Ihren bloßen Sinnen nicht wahrnehmen können, die aber nichtsdestotrotz im Raum ausgebreitet sind. Stellen wir uns nun in Ihrem Zimmer ein Radio vor, dann ist das unsichtbare Pendant das elektromagnetische Feld, das die Radiowellen oder Funkwellen (auch Hertzsche Wellen) überträgt. Würden Sie das Radio jetzt einschalten und innerhalb des Frequenzbereichs Lang-, Mittel-, Kurz-, oder Ultrakurzwelle eine Frequenz auswählen, würden Sie den Beweis dieser elektromagnetischen Wellen bekommen.
Mit Ihrem wahren Selbst, das jenseits der Identifikation mit dem Körper, den Gefühlen und Gedanken liegt, das fernab des Selbst-Konzepts und -Bildes ist, verhält es sich ebenso wie mit den Radiowellen: Es ist da, ob Sie es gerade wahrnehmen oder nicht.

Leonardo da Vinci (1452–1519), einer der bekanntesten Universal-
gelehrten aller Zeiten, drückte das folgendermaßen aus:
*Die Organe und den Körper des Menschen kann man zwar messen und
wiegen, doch wenn dabei die Anschauung des Lebendigen überhaupt
fehlt, dann ist man sehr weit davon entfernt, das Wesen des Menschen
in seiner Gesamtheit zu erfassen.*
Diese Ansicht vertrat 300 Jahre später auch der deutsche Schriftstel-
ler und Philosoph Novalis (1772–1801) als er sagte:
Alles Sichtbare ist in einen Geheimniszustand erhobenes Unsichtbare.

Machen wir einen weiteren Zeitsprung und kommen wir im Heute
an, befinden wir uns in einer Zeit, in der schnell aufeinanderfol-
gende, drastische Veränderungen geschehen. Was die Angelegenheit
persönliche Lebens- und Weltanschauung, Spiritualität und Zu-
kunftsentwicklung anbelangt, begeben sich immer mehr Menschen
auf ihren ganz eigenen Weg, die Prinzipien des Lebendigen selbst zu
erforschen – das Mysterium des Sichtbaren und des Unsichtbaren,
der Objektivität und der Nicht-Objektivität.
Was Leonardo, Novalis und Paracelsus wussten, kehrt als wissenschaftlich belegt zurück.
Wir erleben, dass sich Wissenschaft und Spiritualität annähern.
So wurde beispielsweise im Ringen um die Eigenschaft des Lichts
dem Licht ein Doppelcharakter zugeschrieben: Licht ist Welle und
Licht ist Teilchen. *Tatsächlich gibt es überhaupt keine Materie. Alles
und jedes ist aus Schwingung zusammengesetzt,* so der Begründer der
Quantenphysik und Nobelpreisträger Physikprofessor Max Planck
(1858–1947). Daraus lässt sich folgern, dass der Doppelcharakter
(die Eigenschaft der Objektivität und der Nicht-Objektivität) jeder
Materie zukommt.
Im Hinblick darauf, dass Materie nicht stabil ist, stellt sich die
Frage, ob wir Menschen energetische Einheiten sind, die in einem
Quantenmeer von Licht in einer alles umgebenden und alles durch-
dringenden Ur-Energie leben.

Die Liebe zur Wahrheit: über unsere Lebensenergie

Wir leben auf diesem Planeten wie Touristen und bestenfalls dauert unsere Reise hundert Jahre. Ob wir auf unserer Lebensreise eine spirituelle Sicht der Dinge anstreben und ob wir wie Paracelsus vom Geist der Erkenntnis durchdrungen werden, sei dahingestellt. Jedenfalls gibt es seit Menschengedenken in allen Kulturen auf unserem Planeten die Möglichkeit der Selbst-Werdung.

Machen wir einen kleinen Exkurs. Schauen wir zurück darauf, wie wir in der Evolution entstanden sind und gehen wir davon aus, dass sich das Leben, ja, dass sich alle Lebewesen auf unserem Planeten, in Abhängigkeit von Sonnenlicht und vom Erdmagnetfeld entwickelt haben, können wir schlussfolgernd sagen, dass die natürlichen elektromagnetischen Felder und die elektromagnetischen Wellen des Sonnenlichts natürliche kosmische Kräfte sind, die überlebenswichtig sind. Jede Körperzelle benötigt für ihre Energiegewinnung, ihren Stoffwechsel, ihr Überleben das pulsierende Erdmagnetfeld, die atmosphärische Strahlung, natürliches Sonnenlicht. Ohne Licht kein Leben. Die Heilige Hildegard von Bingen (1098–1179) nennt die Kraft, die die gesamte Schöpfung durchdringt, *Viriditas*.

Auch der Mensch erzeugt lebendige Felder. Die Quellen bioelektrischer Felder sind das Herz (jeder Herzschlag wird durch einen elektrischen Impuls erzeugt), das Nervensystem (es besitzt die Fähigkeit der Erregbarkeit und der Erregungsleitung), der Muskel (er besitzt die Fähigkeit zur Kontraktion), jede einzelne Körperzelle (in ihr erfolgen Energieumwandlungsprozesse) und die Zellspannung (durch Ionenströme an der Zellmembran entsteht Spannung in der Zellwand, diese liegt bei circa 70 bis 100 Millivolt).

Man kann sagen, dass jede Zelle, jedes Organ, jeder Organismus ein spezifisches, unverwechselbares Eigenfrequenzspektrum hat. Dazu kommt, dass jeder Gedanke und jedes Gefühl von Schwingungen unterschiedlicher Frequenzen begleitet wird, wobei jede Schwingung einer Information entspricht.

Fast alle Vorgänge im menschlichen Körper laufen innerhalb bestimmter Rhythmen ab. Verantwortlich hierfür ist unsere sogenannte innere Uhr. Diese wacht über mehr als 100 Körperfunktionen. Der lebendige Austausch der natürlichen elektromagnetischen Felder mit der menschlichen Biologie ist wissenschaftlich belegt, und bewiesenermaßen ist es unsere innere Uhr (auch evolutionäre Uhr genannt, da sie in allen Lebewesen vorkommt), die die Rhythmen der Umweltkräfte mit denen unserer Körperfunktionen synchronisiert.

Die Lehre, die wir aus dem kurzen Exkurs in die unsichtbare Korrespondenz der Korrespondenzpartner „kosmische Kräfte" und „menschliche Biologie" ziehen, ist: Die harmonische Vertaktung organismischer Biorhythmen mit dem natürlichen Rhythmus der Umwelt ist eine wichtige Voraussetzung für Gesundheit und Wohlbefinden. Werden die natürlichen biologischen Rhythmen, der Austausch von unterschiedlichen elektrischen Ladungen dauerhaft gestört, leitet ein Energiemangel und oder eine Energieblockade die Krankheitsspirale ein.

Wie würde Hildegard von Bingen, die Heilkundige, Visionärin und Prophetin war, wohl mit der Tatsache umgehen, dass Viriditas und unsere Organismen heutzutage unzählig auf technisch erzeugte elektromagnetische Strahlen treffen? Prophetisch könnte eine utopische Spukgeschichte mit dem Titel „Künstlich erzeugte nieder- und hochfrequente elektromagnetische Felder lösen das natürliche elektromagnetische Feld ab" den Untergang der Klassischen Hildegard Heilkunde bedeuten.

Wir leben im wahrsten Sinne des Wortes in einer strahlenden Welt, sind ununterbrochen vielen Strahlenarten ausgesetzt. Als Beispiel sei die natürliche Radioaktivität erwähnt, die in der Erdkruste und in der freien Atmosphäre ihren Ursprung hat. Des Weiteren sind in unserem modernen Leben die technisch erzeugten Felder und Strahlungen, die zu ganz unterschiedlichen Zwecken genutzt werden, nicht mehr wegzudenken. Als Beispiel sei die gesundheitsfördernde Laser-, Magnetfeld- und Lichttherapie genannt, die in der Medizin eingesetzt werden. Bei der Präsenz künstlich erzeugter Elektrophysikalischer Felder spricht man von Elektrosmog – ein Kunstwort, das aus dem englischen Wort smoke (Rauch) und fog (Nebel) gebildet wird. (Siehe dazu Elektrophysikalische Feldbelastungen im häuslichen Wohn-Lebensumfeld, Seite 136-140)

Bei der Art und Weise, wie wir mit den vielen verschiedenen Arten von Strahlung und mit dem Thema Gesundheit oder dem Wert der Gesundheit umgehen, wie wir beides bestmöglich naturbelassen im Alltag konkret umsetzen, sprich, die Rahmenbedingungen für ein gesundheitsförderndes Leben herstellen, müssen wir in puncto krank machende Strahlung bedenken, dass Elektrosmog schadhaft ist und Dauerbelastungen nicht ohne Folgen bleiben.

Alle Ding' sind Gift und nichts ist ohn' Gift. Allein die Dosis macht, dass ein Ding kein Gift ist. (Paracelsus)

Übernehmen wir die Verantwortung für unsere Gesundheit, dann ist das, individuell betrachtet, eine Sache des persönlichen Bewusstseins, der Lebenseinstellung, der Eigenverantwortlichkeit sowie, gesamtgesellschaftlich betrachtet, der politischen Rahmenbedingungen.

Fakt ist, es gibt unzählige Krankheiten, aber nur eine einzige Ursache: eine unnatürliche, gegen das Leben gerichtete Lebensweise.

Umfassende und aktuelle Informationen zu Gesundheitszustand, Gesundheitsverhalten und Gesundheitsversorgung in Deutschland können Sie in der Gesundheitsberichterstattung des Bundes unter http://www.gbe-bund.de nachlesen. Einen Überblick über die Gesundheitswirtschaft (Gesundheitsmarkt) bekommen Sie auf der Website des Bundesgesundheitsministeriums http://www.bundesgesundheitsministerium.de.
Falls Sie sich über natürlich erzeugte Strahlen, über die biologische Wirkung auf den Organismus, über Gesundheitsstörungen, die auf Strahleneinflüsse zurückgehen, informieren möchten, kann ich Ihnen das Buch *Erdstrahlen und Magnetismus – ihre Wirkung für Wohlbefinden und Gesundheit* vom Weltbild-Verlag empfehlen. Sein Verfasser ist Herbert König, Professor am Lehrstuhl für Technische Elektrophysik der Technischen Universität München.

Die Liebe zur Wahrheit: über den Gesundheitsmarkt – auf welchem wie gehandelt wird

Liebe Leserin, lieber Leser, Sie sind bis hierhin dabeigeblieben und haben weitergelesen.

Sie wundern sich aber nach wie vor, was DAS alles mit Wellness zu tun hat. In erster Linie verknüpfen Sie mit dem Begriff Wellness: Abstand vom Alltagsstress, Körperpflege, Massage beziehungsweise passive Entspannung nach wohltuender Behandlung, körperliches, geistiges, seelisches Wohlbefinden, Saunalandschaft, Verwöhn-Urlaub, Balance, Oase der Erholung, Ausgleich zum anstrengenden Tag, Anti-Aging, gesunde Ernährung, Fitness.

In zweiter Linie wissen Sie worum es geht, wenn von individuellen Gesundheitsleistungen, von Wellness-, Fitness-, Ernährungsangeboten, Gesundheitstourismus und frei verkäufliche Arzneimittel die Rede ist, schließlich muss man dafür selbst aufkommen. Sie ordnen Waren und Dienstleistungen, die Sie aus eigener Tasche bezahlen müssen, dem zweiten Gesundheitsmarkt zu.

Möglicherweise sind Sie der Meinung, eine Wellness-Auszeit würden sich in unserer Gesellschaft diejenigen leisten, die zahlungskräftig sind, die einen gesunden Lebensstil führen, körperlich fit, geistig beweglich, seelisch belastbar sind und die überhaupt keine schlechten Gewohnheiten haben – Menschen, die ihr Geld eben nun mal dafür ausgeben, dass sie professionell berührt, gestreichelt, gepflegt, entspannt werden. Sie sind der Auffassung, gesunde Menschen würden sich Gesundheitsressourcen stärkende Behandlungen gönnen – sich diese sozusagen selbst verordnen, um damit Unwohlsein vorzubeugen, kranke Menschen würden medizinische Dienstleistungen also manuelle Therapien benötigen, die sie vom Arzt verordnet bekommen, um sohin ihr Wohlergehen wiederzuerlangen.

Nicht zuletzt erlebten Sie selbst wahrscheinlich schon Verwöhnmomente der Extraklasse im Wellness-Hotel.

Ihre Blessuren sind Ihnen durchaus bekannt. Wenn es ganz „dick" kommt, gehen Sie zum Arzt oder zum Heilpraktiker. Sie nehmen die klassische Gesundheitsversorgung (erster Gesundheitsmarkt) in Anspruch, die durch Ihre gesetzliche oder private Krankenversicherung gedeckt ist. Aber wussten Sie, dass sich behandlungsbedürftige Menschen, Menschen mit körperlichen Erkrankungen, psychosomatischen Beschwerden und seelischen Nöten, auf dem Selbstzahlermarkt Wellness behandeln lassen – mit deutlich steigender Tendenz?

… [Gesundheitswirtschaft im Überblick

Die Gesundheitswirtschaft setzt sich aus vielen Akteuren zusammen. Der Kernbereich, auch erster Gesundheitsmarkt genannt, umfasst den Bereich der "klassischen" Gesundheitsversorgung, die größtenteils durch die gesetzliche Krankenversicherung (GKV) und die private Krankenversicherung (PKV) einschließlich Pflegeversicherung finanziert werden. Als zweiter Gesundheitsmarkt werden alle privat finanzierten Produkte und Dienstleistungen rund um die Gesundheit bezeichnet. Dabei ist die Zuordnung, welche Waren und Dienstleistungen einen Bezug zur Gesundheit aufweisen, nicht klar definiert und teilweise umstritten. Der zweite Gesundheitsmarkt umfasst nach allgemeinem Verständnis freiverkäufliche Arzneimittel und individuelle Gesundheitsleistungen, Fitness und Wellness, Gesundheitstourismus sowie – zum Teil – die Bereiche Sport/Freizeit, Ernährung und Wohnen.] …
(http://www.bundesgesundheitsministerium.de/themen/gesundheitswesen/gesundheitswirtschaft/gesundheitswirtschaft-im-ueberblick.html)

Schließlich ist noch der dritte Gesundheitsmarkt zu erwähnen, der besagt, dass Konsumenten sich selbst nach dem Prinzip der Gemeinnützigkeit organisieren. Auskunft darüber finden Sie auf der Website des Bundesgesundheitsministeriums https://www.bundesgesundheitsministerium.de/

In Anbetracht der drei Tatsachen:
> Erstens, dass der erste Gesundheitsmarkt auf die Versorgung Kranker beziehungsweise auf die (akute) Versorgung von Krankheiten und auf die Empfehlung von Präventionsleistungen festgelegt ist, (die Hochschulmedizin pathogenetisch orientiert ist),
> zweitens, dass der Teilmarkt Wellness auf die Versorgung Gesunder beziehungsweise auf die „gute Gesundheit" festgelegt ist, (das Wellnesskonzept und der Salutogenetische Ansatz auf die Entstehung und Erhaltung von Gesundheit orientiert ist),

> und drittens, dass Wellness-Produkte und -Dienstleistungen jedem, ob erkrankt oder gesund, zur Verfügung stehen, müssen wir uns zwei Fragen stellen:

Frage 1: Was ist im eigentlichen Sinn noch gesund?
Die Frage ergibt sich, wenn wir unsere Lebensform betrachten.

Frage 2: Welche Gestalt muss eine personenbezogene Dienstleistung annehmen, die einen direkten Bezug zu Gesundheit hat?
Die Frage ergibt sich, wenn wir unseren Krankenstand betrachten.

Angaben zum Krankenstand in Deutschland finden Sie beim Statistischen Bundesamt: https://www.destatis.de/DE/Themen/Arbeit/Arbeitsmarkt/Qualitaet-Arbeit/Dimension-2/Krankenstand.html

Jede Krankengeschichte ist so individuell wie der Fingerabdruck eines Menschen. Wir reagieren unterschiedlich auf gesundheitliche Beeinträchtigungen: Einige leiden schon unter kleinen Beschwerden und fühlen sich krank, andere ignorieren Unpässlichkeiten und Alltagsbeschwerden einfach und lassen sich davon in ihrem gewohnten Tagesablauf nicht stören. In der Regel sucht der Mensch, wenn er erkrankt ist, also auch zu seiner Krankheit ein Verhältnis hat, einen Therapeuten auf.

Prävention und Gesundheitsförderung sind in der Naturheilkunde und in der komplementären Medizin zu Hause. In der Naturheilpraxis stehen medizinische Heilmethoden, die der Vorbeugung, Heilung oder Linderung von Krankheiten dienen, im Vordergrund. Behördlich zugelassene Heilpraktikerinnen und Heilpraktiker bemühen sich, das Warum des Krankseins zu erforschen. Hierbei betrachten sie den Menschen immer ganzheitlich und beschränken sich nicht auf das akute Krankheitssymptom. Sie berücksichtigen die biologisch-funktionalen Zusammenhänge im menschlichen Organismus und beziehen das Umfeld des Kranken, seine Vorgeschichte und den Status der Psyche in ihre Überlegungen ein.
Der Arzt ist meistens somatisch orientiert. Die klassische Schulmedizin wirkt generell immer nur ganz spezifisch auf einzelne Körperfunktionen ein.

Der Psychotherapeut ist auf das innere Erleben fokussiert – es geht gewissermaßen nicht darum, wie die Welt tatsächlich ist, sondern wie der Mensch sie empfindet und wahrnimmt. Die Psychotherapie ist genau genommen der gezielte Einsatz zur Behandlung allein oder vorwiegend psychogen bedingter körperlicher oder seelischer Erkrankungen.

Umgekehrt kann der Mensch, der sich mit seiner Gesundheit befasst, der sich um seine Gesundheit bemüht, einen Therapeuten aufsuchen, dessen Behandlungsmethoden und -techniken auf die Stärkung der Gesundheitsressourcen und -potentiale abzielen, sodass Gesundheit und Wohlbefinden erhalten bleiben oder verbessert werden. Hierzu sollte man sich bewusst sein, dass Behandlungen, die an der Körperdecke ansetzen, immer auf die komplexe Sicht des Körpers ausgerichtet sind, dass sie stets den „ganzen Menschen" berühren. Eine ganzheitliche Behandlung fängt beim Therapeuten an, geht Hand in Hand mit seinem persönlichen Gesundheitsmanagement: Selbst-, Stress-, Ernährungs- und Bewegungsmanagement. Ob ein/e Therapeut/in gelernt hat, dass es für den Behandlungserfolg bedeutsam ist, dass die Behandlung in einer Atmosphäre von wohlriechenden aromatischen Düften und entspannenden Melodien abläuft oder ob er/sie ein physisch und psychisch widerstandsfähiger Mensch ist, mit echtem Selbstbewusstsein, tief in sich ruhend im Moment, macht einen wesentlichen Unterschied aus, den ich mit den Worten *Selbsterkenntnis durch Wellness in ureigener Gesellschaft – ein unverfälschter Wellness-Effekt auf die Gesundheit* zu fassen versuche. Eine Massage beispielsweise, in angenehmer Atmosphäre, ist niemals lösgelöst von der Behandlerperson. Es wirken die Grifftechniken, das Öl, der Geist des Öls, der Grad der gesunden Lebenskraft des Therapeuten.

Begegnen wir solch einem Menschen, haben wir einen harmonischen Eindruck von ihm. Warum? Nun, ich denke, dass bei diesem Menschen Privatleben, Beruf, Hobbys, geistige und seelische Erfüllung problemlos miteinander verwoben sind.
Er repräsentiert ein ausgewogenes Leben.
Er kann mit sich selbst harmonisch leben. Mit anderen Worten:
Er ist im Einklang mit sich.

Den Begriff Harmonie beschreibt die freie Enzyklopädie Wikipedia unter anderem folgendermaßen:

… [*Die Harmonie (altgriechisch ἁρμονία harmonía „Ebenmaß", „Harmonie", Silbe ar oder har: indogerman. Herk. = Vereinigung von Entgegengesetztem zu einem Ganzen) bezeichnet:*
• *allgemein die Übereinstimmung, Einklang, Eintracht, Ebenmaß;*] … (https://de.wikipedia.org/wiki/Harmonie)

In unserem Erdendasein sind wir harmonisch in die polaren Kräfte einbezogen. Wir erfahren unser irdisches Dasein in der Rhythmik des Lebens, in der sich immer wieder Gleichgewicht einstellt. Die Erfahrungen, die wir in diesem Geschehen machen, sind in vielen Lebensbereichen Entwicklungs- Ausformungs- und Reife-Stationen im natürlichen Wechsel zwischen Anspannung und Entspannung, der den Menschen gesund erhält und seinem Leben die so wichtige Spannkraft verleiht.

Dabei besitzt der menschliche Körper eine gewisse Grundspannung, was noch nichts mit Verspannung zu tun hat. Das Beste wäre, Verspannungen erst gar nicht entstehen zu lassen. Nun, eine alte Ärzteweisheit sagt: *Ein sogenannter Gesunder wurde nur nicht gründlich genug untersucht.*

Gesundheit ist Freiheit von Giften und Giftschäden, sagt Dr. H.-H. Reckeweg (1905–1985).

Und Buddha (5. Jahrhundert vor Christus) sagt: *Ein wissender Mensch kann nicht glauben, dass Glück und Leid ohne Ursache entstehen.*

Ich persönlich schließe mich diesen Meinungen an und ganz im Sinne von Gandhi (1869–1948), der formuliert hat: *Wir selbst müssen die Veränderung sein, die wir in der Welt sehen wollen*, lade ich Sie herzlich ein, im Einklang mit mir, noch tiefer in den Stoff, aus dem der *Wellness-Alchemist* ist, einzutauchen.

Die Liebe zur Wahrheit: über Murmeltiertage versus Wohlfühltage unter einen Hut gebracht

Wellness-Anlagen sind gefragt wie nie zuvor, das weite unüberschaubare Feld der Wellness-Gesundheitsbewegung mit zahlreichen gesundheitsspezifischen Dienstleistungen und Angeboten von Körpertherapien auf europäische und fernöstlich-exotische Art boomt. Ganz besonders für Menschen, die an der Grenze ihrer Belastbarkeit angekommen sind, eröffnet so manches Erholungsparadies einen Weg, wieder in die eigene Kraft zu kommen, sich körperlich zu entspannen, emotional zu beruhigen, die Lebensenergien in Harmonie, in die richtige Spannung zu bringen.

Meinen Recherchen zufolge werden im Bereich Wellness zwei Wellness-Programme unterschieden:

1. Das allgemeine Wellness-Programm und
2. das Medical Wellness-Programm.
Beim allgemeinen Wellness-Programm liegt beim Kunden Beschwerdefreiheit vor, es gibt keinen Anlass für eine medizinische Behandlung, es werden Maßnahmen salutogenetischer Orientierung angewendet. Salutogenese bedeutet so viel wie Gesundheitsentstehung und steht dem Begriff Pathogenese gegenüber. Das Salutogenese-Modell nach dem Medizinsoziologen Aaron Antonovsky (1923–1994) besagt, dass Gesundheit als Prozess und nicht als Zustand zu verstehen ist.

Beim Medical Wellness-Programm werden Krankheiten (zum Beispiel Zivilisationskrankheiten) berücksichtigt, die Betroffenen selbst werden in die Verantwortung genommen, sie bekommen Unterstützung bezüglich einer Lebensstiländerung.
Weitere Informationen, eine ausführliche Erläuterung der Begrifflichkeiten Wellness und Medical Wellness, Medical Wellness unter ärztlicher Begleitung finden Sie auf der Website des Deutschen Wellness Verbandes e. V. (http://www.wellnessverband.de).

... [WAS BEDEUTET WELLNESS WIRKLICH?] ...

... [Entspannung ist schön, aber sicher nicht alles und schon gar nicht das Ziel] ...
... [Wellness kann Entspannung bedeuten, aber es ist viel mehr. Es ist der Weg hin zu einem besseren Leben insgesamt, der sich durch einen entsprechenden Lebensstil bahnt.] ...
(https://wellnessverband.de/themen/wellness/index.php)

Und täglich grüßt das Murmeltier
(Groundhog Day (Originaltitel), US-amerikanische Filmkomödie; 1993)
In der US-amerikanischen Filmkomödie *Groundhog Day* aus dem Jahr 1993 spielt der Schauspieler Bill Murray die Rolle eines arroganten, egozentrischen und zynischen Fernseh-Wetteransagers. Er erlebt ein und denselben Tag immer wieder, bis er als geläuterter Mann auf einer moralisch höheren Stufe sein Leben fortsetzen kann.

In gewisser Hinsicht hat jeder Mensch Murmeltiertage.
Warum der eine ein Stehaufmännchen ist, das immer wieder auf die Füße kommt, während sich der andere mit andauernden Murmeltiertagen herumquälen muss, ist Gegenstand zahlreicher Forschungsarbeiten. Fachleute gehen davon aus, dass es zwei große Bereiche der Ursache-Wirkung-Beziehungsumstände gibt. Der eine ist die Biologie des menschlichen Körpers einschließlich des Gehirns, der andere ist die psychische Entwicklung jedes Einzelnen im Kontext seiner Herkunftsfamilie, Kultur und Lebenserfahrung.

Routine, Lebensthemen und Lebensmuster sind Aspekte des Lebensstils. Wenn wiederkehrende (mal mehr, mal weniger kräftezehrende) Lebensthemen, Lebensmuster zur Angewohnheit werden, den Menschen dominieren, seinen Lebensstil organisieren, führt dies früher oder später in die Komödie oder gar Tragödie. Will man als Gewohnheitstier Komödien hinter sich lassen, muss man die Maßnahme der Läuterung ergreifen, um dann auf einer höheren Bewusstseinsstufe das Leben fortsetzen zu können. Man hat es geschafft, seinen Lebensstil zu verändern, bestenfalls zu verbessern.

Murmeltiertage treffen auf Wohlfühltage

Mit freundlicher Genehmigung von Herrn Lutz Hertel, Vorstandsvorsitzender des Deutschen Wellness Verbandes e.V., habe ich folgenden Beitrag der Homepage des Deutschen Wellness Verbandes e.V. entnommen.

... *[WELLNESS-BEITRÄGE]* ...

... [*Die Zukunft von Wellness*

Rückblickend muss man feststellen, dass die Chancen einer seriösen Nutzung des Wellnesskonzepts in Deutschland erst in geringem Umfang genutzt wurden. Wellness gehört heute zu den Allerweltsworten. Es wird in seinem Verständnis zumeist auf kommerzielle Angebote von Entspannung und passivem Verwöhntwerden reduziert und mit „weich", „sanft" und „wohlfühlen" assoziiert. So wird zum Beispiel von Wellnesspolitik und Wellnessreligion gesprochen. Wellness ist nach weitläufiger Meinung eher etwas für (weiche) Frauen als für (harte) Männer. Wellness wird auch mit Wohlstand assoziiert. So gelten der Wellnessurlaub oder das Wellnesswochenende als Statussymbole der bürgerlichen Gesellschaft. Auf der Suche nach neuen Märkten werden neue Zielgruppen erschlossen, wie etwa Kinder, Schwule, Burnout-Geschädigte oder Haustiere. Im Wettbewerb um Kunden werden immer mehr Attraktionen inszeniert: Exotische Massagen, esoterische Rituale, Erlebnisparks ganz im Stil unterhaltsamer Wellness-Disneylands für Erwachsene.

Wellnesseinrichtungen haben sich damit zu einer Wunsch- und Gegenwelt entwickelt, in die man für gewisse Zeit vor der Wirklichkeit fliehen kann. Die Kunden hoffen, beruflichen Stress und den Mangel an angenehmen sinnlichen und emotionalen Reizen kompensieren zu können, wenn auch nur vorübergehend. Je besser diese Scheinwelten inszeniert sind und funktionieren, umso mehr kann man sich dem Zuspruch der Kundschaft sicher sein. Das wird auch in Zukunft so sein.

Die Bedürfnisse der Wellnesskunden werden durch erlebte Defizite im beruflichen und privaten Alltag geprägt: Reizüberflutung, Kommunikationszwänge (Input wie Output), Multitasking, weiter steigende Leis-

tungsanforderungen (immer mehr in immer kürzerer Zeit bewältigen), Mangel an emotionaler und physischer Zuwendung und Geborgenheit, Verlust an Naturerleben und natürlicher Bewegung, Orientierungslosigkeit, Zukunftsangst, Vertrauens- und Sinnkrisen, Gefühle von Erschöpfung, Niedergeschlagenheit und Unglücklichsein, Zweifel an der eigenen Lebenskompetenz. Die Wellnessbranche muss sich fragen, welche Antworten und Lösungen sie in Form von Dienstleistungen und Produkten für diese Defizit-Bedürfnisse künftig bereitstellen kann.

Die bisherigen Angebote sind teilweise schon wirksam, indem sie bei der Verdrängung der genannten Defizite und bei zeitweiser Kompensation helfen. Dies sind allerdings keine wirklichen Lösungen. Es ist zu erwarten, dass von Kundenseite die Wirksamkeit des konventionellen Angebots in Hinblick auf eine möglichst rasch spürbare Verbesserung des eigenen Wohlbefindens immer mehr gefordert und damit auch hinterfragt wird. Aber es geht in Zukunft nicht mehr nur um das aktuelle, sondern auch um das so genannte habituelle Wohlbefinden. Die langfristigen, nachhaltigen Effekte von Wellnessangeboten gewinnen an Bedeutung. Unter diesem Aspekt hat die Branche bislang noch kaum etwas zu bieten. Große Chancen liegen deshalb in einer noch wenig realisierten Komplementärwellness. Die dominierenden, konsumptiven Angebote könnten um proaktive Angebote ergänzt werden. Diese wären im Sinne der Wellnessmodelle von Travis und Ardell zu gestalten. Statt Kunden in der traditionellen Rolle eines Patienten lediglich zu behandeln und ausruhen zu lassen, können aktivierende, die Fähigkeit zur eigenen Kontrolle des Wohlbefindens verbessernde Angebote entwickelt werden. Dies beinhaltet das Lernen, Verstehen und Erleben von Selbstmanagement-Techniken – nicht nur in den Bereichen Bewegung, Stressbalance, Ernährung und Körperpflege, sondern in grundsätzlich allen Bereichen, welche die oben aufgezählten Defizite der Wellnesskunden betreffen. Offen bleibt lediglich die Frage, ob die etablierten Betriebe – Spas, Saunen, Bäder, Thermen, Hotels, etc. – die richtigen Orte für Komplementärwellness sind oder ob dafür andere bzw. neue Einrichtungen besser geeignet wären.] …
Autor: Lutz Hertel, Dipl.-Psychologe, Vorstandsvorsitzender des Deutschen Wellness Verbandes e.V.
(https://www.wellnessverband.de/wellness-profis/infodienste/beitraege/150131_hertel_das_wellness_wunder.php)

Murmeltiertage und Wohlfühltage im Einklang mit dem Komplementaritätsprinzip

So, wie der Eigenschaft des Lichts dem Licht ein Doppelcharakter zugeschrieben ist: Licht ist Welle und Licht ist Teilchen, schreibt sich der Mensch in seiner Eigenschaft als komplexes Wesen mal einen Murmeltiertag, mal einen Wohlfühltag für seine Zwecke zu. Um beide Tage erleben zu können ist schließlich der „ganze Mensch" erforderlich. Die spirituelle Dimension außen vor gelassen, können wir uns als ein bio-psycho-soziales System betrachten. Wenn wir nun in der Lage sind, dieses System durch die Perspektive des Komplementaritätsprinzips zu sehen, können wir Wirkzusammenhänge verstehen, deren wesentlichen Eigenschaften erst durch das vernetzte Zusammenwirken der Einzelsysteme entstehen. (Siehe dazu das menschliche Energiesystem, Seite 80 ff)

Vor dem Hintergrund der Komplementarität und Paracelsus' unsterbliches Weisheitserbe im Hinterkopf, kann man sich gut vorstellen, dass die Kunden angemessene Wahl und Anwendung neuer Wellness-Angebote, aber auch derzeitige nicht-medizinische Behandlungsmethoden und -techniken, durch Komplementärwellness (Hertel) emergieren.

Den Blick auf Hertels Sorge um die derzeitige Nutzung des Wellness-Konzepts gerichtet, kann man sich gut vorstellen, dass folgende Fragen bald überflüssig sind.

*   Lässt sich eine gesundheitsfördernde Dienstleistung mit einer unseriösen Kunden-Handhabung stressfrei vereinbaren?
*   Wie wird die Problemlösung im Hinblick auf die Gesundheitsförderung im Sinne des Salutogenese-Modells bei einer so enormen Brandbreite an seelischen Bedürfnissen, die befriedigt werden wollen, aussehen?
*   Wie kann der Mangel an angenehmen, sinnlichen und emotionalen Reizen kompensiert, befriedigt werden, ohne dass die Ursache des Bedürfnisdefizits thematisiert oder behandelt wird?
*   Wie kann man im Einzelnen erreichen, dass das dem (Bedürfnis-)Defizit zugrundeliegende Problem behoben, kompensiert oder zukünftig verhindert wird?

Stellen wir uns einmal vor, was dabei herauskommt, wenn wir den Weg hin zu einem besseren, stressfreien Leben gehen.

Was dabei rauskommt, spiegelt unser Gesundheitsbewusstsein wider.

Welchen Spiegel haben Zivilisationskrankheiten?

Zivilisationskrankheiten sind der Spiegel für jahrelanges nicht stimmiges Leben. Es kann viele Jahre dauern, bis sie zum Ausbruch kommen, der innere Alchemist an die Grenze seiner Belastbarkeit gekommen ist.

Zivilisationskrankheiten, Wohlstandskrankheiten werden als die Zeugen für Wohlstandsschäden angesehen und statistisch gesehen nehmen sie immer mehr zu. Wenn man sich für Gesundheit, Krankheit und Wellness interessiert, könnte man – hinsichtlich der Ursache-Wirkung-Beziehung – zu der Überzeugung kommen, dass Wohlfühlbehandlungen zu Wohlstandsbehandlungen mutieren und Wohlstandsbehandlungen leider Gottes Wohlstandsschäden beziehungsweise Zivilisationskrankheiten bezeugen.

Angesichts des boomenden Wellness- und Gesundheitsmarkts könnte man der Auffassung sein, dass die dortigen Behandlungen positive Auswirkungen auf die Gesundheit haben und die milliardenhohen Gesundheitsausgaben sinken. Weit gefehlt. Die Gesundheitsausgaben in Deutschland (Ausgabenträger insgesamt) sind Jahr für Jahr kontinuierlich gestiegen, und zwar von 314,9 Milliarden im Jahr 2013 auf 390,6 Milliarden Euro im Jahr 2018.[2] (http://www.destatis.de/Gesundheit/Gesundheitsausgaben)

Eine Methode beispielsweise, wie hinter ein „nicht stimmiges" Leben beziehungsweise hinter Symptome geschaut werden kann, ist die von dem amerikanischen Arzt und Psychoanalytiker Eric Berne (1910–1970) begründete Transaktionale Analyse.

---

2   Die Gesundheitsausgaben differenziert nach den Ausgabenträgern finden Sie beim Statistischen Bundesamt unter http://www.destatis.de/Gesundheit/Gesundheitsausgaben.

… [*Die Transaktionale Analyse geht davon aus, dass drei Grundbe-dürfnisse den Menschen bestimmen: das Bedürfnis nach Zuwendung (Streicheleinheiten), das Bedürfnis nach (Zeit-)Struktur und das Be dürfnis nach Stimulierung und Aktivität. Wie diese Bedürfnisse befrie-digt werden, legt die Einstellung zum Leben fest. Lebenspläne (Skripts) sind denn auch der Gegenstand der Analyse.*] …
(Ernst, H. / Nuber, U., Stichwort Psychotherapie, Heyne Sachbuch Nr.19/4006; Seite 48)

Stichwort Analyse

Nachfolgend ein paar Zahlen zu Wellness aus kaufmännischer Sicht.

… [*STATISTIKEN ZUM THEMA WELLNESS-INDUSTRIE*

Veröffentlicht von B. Zeppenfeld, 04.05.2020
Mit dem Aufkommen einer neuartigen Gesundheitsbewegung in den USA der 50er Jahre, etablierte sich Wellness als Überbegriff für das Wohlbefinden und gesundheitsbewusste Leben. Wellness entwickelt sich zum beliebten Wer-bewort einer wachsenden Industrie. Die hohe Ausgabenbereitschaft in diesem Sektor, die nach Umfrage rund 24 Millionen Deutsche charakterisiert, kor-reliert mit diesen Werten. Weltweit ist das Schönheits- und Anti-Aging-Seg-ment nach Marktvolumen das Schwergewicht der Industrie.] …

… [*UMSATZ IM BEREICH GESUNDHEIT UND WELLNESS IN DEUTSCHLAND*
105,3 Mrd. €
PERSONEN IN DEUTSCHLAND MIT BESONDEREM INTER-ESSE AN WELLNESS-ANGEBOTEN
7,38 Mio.
GLOBALES MARKTVOLUMEN IM SEGMENT SCHÖNHEIT & ANTI-AGING
999 Mrd. US$] …
(https://de.statista.com/themen/2027/wellness-industrie/)

... [*WELLNESS-MARKTDATEN*
Die globale Wellness Industrie in Zahlen

[03.05.2019] Das Global Wellness Institute veröffentlicht seit einigen Jahren die Ergebnisse eigener statistischer Erhebungen im weltweiten Wellnessmarkt. Die aktuellsten Zahlen stammen aus dem Jahr 2017 und verheißen ein gigantisches Umsatzvolumen und weiteres Wachstum.] ...

... [*Umsatz der weltweiten Wellness-Industrie in 2017: 4,2 Billionen US$
Jährliches (!) Umsatzwachstum von 2015 bis 2017: 6,4%*

Wirtschaftlich wichtigste Marktsegmente:

- *Private Gesundheitsvorsorge, Körperpflege, Anti-Aging (1,083 Billionen US$)*
- *Gesunde Ernährung, Gewichtsreduktion (702 Mrd. US$)*
- *Wellness Tourismus (639 Mrd. US$)*
- *Fitness, Yoga, etc. (595 Mrd. US$)*
- *Präventivmedizin, Gesundheitsförderung (575 Mrd.US$)*
- *Traditionelle und komplementäre Medizin (360 MRD US$)*
- *Wellness Immobilien (134 Mrd. US$)*
- *Spa Business (119 Mrd. US$)*
- *Thermal-/Mineralbäder/-orte (56 Mrd. US$)*
- *Betriebliche Gesundheitsförderung (48 Mrd. US$)*] ...
(https://www.wellnessverband.de/wellness-profis/infodienste/ marktdaten/20190503_global_wellness_economy_2017.php)

Wär' nicht das Auge sonnenhaft, Wie könnten wir das Licht erblicken? Lebt' nicht in uns des Gottes eig'ne Kraft, Wie könnt uns Göttliches entzücken?
Plotin (205–270 nach Christus)

Gott sei Dank! Eine Wellness-Auszeit kann eine rettende Wende sein, wenn im Alltag nicht viel oder keine Zeit übrig bleibt, um neue Kräfte zu tanken, das innere Gleichgewicht wiederherzustellen.

Stressabbau, muskuläre und mentale Entspannung sind nachgewiesene Wirkungen einer Massage. Legen wir unser Augenmerk auf die positive Massagewirkung und auf die vielen Volkskrankheiten dann ist es nur verständlich, dass gestresste, überlastete oder kranke Menschen, Menschen mit seelischen Nöten, inneren Konflikten oder körperlichen Gebrechen an einer Wellness-Auszeit beziehungsweise an den spezifischen Wellnessangeboten zum Stressabbau interessiert sind, die vorteilhaften Effekte einer Wellnessmassage – beabsichtigt oder unbeabsichtigt – zum Abbau ihres Leidensdrucks in Anspruch nehmen.

(Siehe dazu eine kurze Abhandlung was bei einer Massage passiert, Seite 59, 60)

Richten wir den Blick auf die Selbstheilungskräfte des menschlichen Organismus, ist es bei Entspannungsmassagen (eine Tiefenentspannung durch Massage gehört ihrem Wesen nach in den Bereich der Meditation) möglich, das jedem Menschen innewohnende Selbstheilungssystem anzusprechen. Dieses Regulationssystem, auch Körperintelligenz oder innerer Arzt (Paracelsus) genannt, funktioniert in einem genialen Zusammenspiel von Psyche, Gehirnaktivität, Hormon- und Immunsystem. Die typischen Kontaktwege zu den einzelnen Körperweisheiten sind Substanzen (Lebensmittel/Arzneimittel), das Gespräch, manueller Kontakt, Gedankenkraft, die grundlegende Kraft der Schöpfung: die Kraft der Liebe – der Bewusstseinszustand der Verbundenheit, des Eins-Seins, der Urgrund unseres Mensch-Seins.

Auf der Suche nach der Antwort auf die vorherige Frage von welcher Gestalt eine personenbezogene Dienstleistung zu sein hat, die eine unmittelbare Beziehung zu Gesundheit herstellt, kommen wir nicht darum herum, den Blick nach innen auf unser Regulationssystem zu richten und unsere Aufmerksamkeit nach innen gerichtet zu halten.

In diesem Augen-Blick eröffnet sich uns eine ganz neue Da-Seins-Weise. Durch die Ausrichtung nach innen geben wir dem inneren Arzt die Gelegenheit zum Wirken. Im Bewahren und Behaupten unserer Ausrichtung nach innen erkennen wir, dass sich unser Geist automatisch ins Zentrum hingezogen fühlt. Nach und nach erinnern wir uns an die uns innewohnende Harmonie und wie wir von der Schöpfung gemeint sind. Ganz selbstverständlich tragen wir die Verantwortung für unseren Entwicklungs- und Heilungsprozess, für unser inneres Wachsein. In dieser Daseinsweise wird uns aus dem Urgrund unseres Menschseins ein Geführtsein von innen her offenbar. Unser Dasein hat die unverfälschte Gestalt angenommen.

Jetzt haben wir die Antwort auf die Frage nach der Gestalt gefunden.

Eine personenbezogene, die Gesundheitsressourcen stärkende Dienstleistung wirkt ganzheitlich, wenn der/die Dienstleister/in in sich ruht, wenn alle Systeme des Körpers, des Gehirns und des Geistes im Einklang miteinander sind. Wenn die Person im Bewusstseinszustand der Verbundenheit ihren Dienst tut. Wenn ihre ureigenen Stärken und Fähigkeiten für sie nicht nur das Maß all ihrer (Be)Handlungen ist, sondern das Maß ihrer Erscheinung in unverfälschter Gestalt per se ist.

Paracelsus hat geschrieben: *Die beste Arznei für den Menschen ist der Mensch. Der höchste Grad dieser Arznei ist die Liebe.*

Je besser Leib und Geist zusammenwirken, je mehr ein Mensch mit sich eins und in sich gesammelt ist, desto größer ist für Hildegard von Bingen seine Kraft zum Handeln, desto besser kann er Widerstände überwinden und schwierige Situationen meistern.

Die bekannte Autorin und Medizinerin Gisela Eberlein schreibt in ihrem Buch Autogenes Training, Das umfassende Übungsprogramm für die ganze Familie (Moewig, Raststatt, 1996) auf Seite 137:

… [Wer in der Liebe lebt, lebt im All, im Sein, in der Erkenntnis – er empfindet die Harmonie der Natur und spürt das Glück, von der Liebe getragen zu werden, von der unendlichen Liebe, die letztlich Natur und Kosmos trägt.] …

Wie Sie, liebe Leserin, lieber Leser, Ihr Regulationssystem erkunden, den Weg der inneren Balance gehen, den Grad Ihrer Lebensenergie vervollkommnen und in die Erinnerung und Wahrnehmung der Präsenz Ihres wahren Selbst gehen können, erfahren Sie im Konzept *Mindfulness-Wellness & Selbst-, Stress-, Ernährungs- und Bewegungs-Management*. Das Beste daran dürfte sein, dass jedermann die Befindlichkeit, Verantwortung und Selbstentwicklung (hin zur Selbstverwirklichung) aktiv in die eigenen Hände nehmen kann. Im uralten Weisheitsbuch I-GING steht: Wenn Krankheiten nicht heilen, ist es leicht, die Schuld bei anderen zu suchen. Man muss kraftvoll daran gehen, Ordnung zu schaffen und beim eigenen Ich beginnen.

Die Liebe zur Wahrheit: über Beruf und Berufung, Produktwert und Wertschöpfung

Steckbrief Gesundheit: Was heißt Gesundheit? Gesetzlich ist nur ihr Gegenteil definiert.

… [*Recht*] …

… [*Krankheit im Sinne des Sozialversicherungsrechts ist eine Störung des körperlichen oder seelischen Wohlbefindens, somit eine Abweichung von der Norm „Gesundheit". (vgl. § 120 Abs. 1 Ziffer 1 ASVG, wonach Krankheit „ein regelwidriger Körper- oder Geisteszustand ist, der die Krankenbehandlung notwendig macht".)*
Der Bundesgerichtshof (BGH) hat am 21. März 1958 definiert: „Krankheit ist jede Störung der normalen Beschaffenheit oder der normalen Tätigkeit des Körpers, die geheilt, d. h. beseitigt oder gelindert werden kann."[20] *Nach einer neueren Formulierung des Bundessozialgerichts (BSG) wird im Kranken- und Unfallversicherungswesen unter Krankheit „ein regelwidriger Körper- oder Geisteszustand, der ärztlicher Behandlung bedarf und/oder Arbeitsunfähigkeit zur Folge hat" verstanden.]* …
(https://de.wikipedia.org/wiki/krankheit)

Die wohl bekannteste Definition von Gesundheit wurde durch die Weltgesundheitsorganisation (WHO) positiv umschrieben. Im Klinischen Wörterbuch von Pschyrembel (259. Auflage) auf Seite 594 steht:
… [*Gesundheit: (engl.) health;* **1.** *i. w. S. nach der Definition der WHO der Zustand völligen körperl., geistigen, seel. u. sozialen Wohlbefindens;* **2.** *i. e. S. das subjektive Empfinden des Fehlens körperl., geistiger u. seel. Störungen od. Veränderungen bzw. ein Zustand, in dem Erkr. u. pathol. Veränderungen nicht nachgewiesen werden können;* **3.** *im sozialversicherungsrechtl. Sinn der Zustand, aus dem Arbeits- bzw. Erwerbsfähigkeit resultiert. Vgl. Gesundheitsrecht, Krankheit.]* …

Der Deutsche Wellness-Verband e.V. schreibt in seiner Mitgliedsatzung über den Zweck des Verbandes § 2:

... [SATZUNG DES DEUTSCHEN WELLNESS VERBANDS] ...

... [§ 2
ZWECK DES VERBANDES

1. *Der Zweck des Deutschen Wellness Verbandes ist es, die Gesundheit und das Wohlbefinden der Bevölkerung im Sinne von Wellness auf ganzheitlicher Grundlage zu erhalten und zu verbessern. Wellness bezeichnet eine aktive Gesundheitsstrategie, die den einzelnen unterstützt, sein Leben durch wissenschaftlich gesicherte Maßnahmen gesund und produktiv zu gestalten und damit ein zufriedenes, von chronischen Krankheiten weitgehend freies Leben zu führen.]* ... (https://www.wellnessverband.de/verband/satzung_deutscher_wellness_verband.php)

Medical Wellness ist eine Verknüpfung von touristischen und medizinisch-therapeutischen Wellness-Leistungen. Der Deutsche Medical Wellness Verband e.V. schreibt:

... [*Begriff*] ...

... [*Die aktuelle Definition von "Medical Wellness"*] ...

... [*"Medical Wellness beinhaltet gesundheitswissenschaftlich begleitete Maßnahmen zur nachhaltigen Verbesserung der Lebensqualität und des subjektiven Gesund- heitsempfindens [sic] durch eigenverantwortliche Prävention und Gesundheitsförderung sowie der Motivation zu einem gesundheitsbewussten Lebensstil".]* ... (https://www.dmwv.de/begriff/)

Der Wellness-Alchemist© mit Konzept Mindfulness-Wellness & Management bemüht sich darum, den Menschen in seiner wesensmäßigen Vollkommenheit anschaulich zu machen, den Menschen nicht nur teilweise in seiner biologischen Natur als bio-psycho-soziales System darzustellen. Er richtet seinen alchemistischen Blick auf die Praxis, auf die Rolle des Therapeuten, auf die Kunden-Therapeuten-Beziehung, auf den wirtschaftlichen Wellness-Aufschwung, auf die Umsatzzahlen der Wellness-Industrie.

Den Kunden in seiner Ganzheitlichkeit erfasst, betrachtet der *Wellness-Alchemist* die auf den Kundenwunsch abgestimmte Dienstleistung, die auf die Ganzheit ausgerichtet ist, aus dem transpersonalen Blickwinkel der erweiterten Wahrnehmung. So ist für ihn der Bewusstseinszustand der Gegenwärtigkeit das entscheidende Kriterium dafür, ob eine Anwendung auf die Ganzheit ausgerichtet ist oder nicht. Konzept Mindfulness-Wellness und andere Gesundheitskonzepte stehen nicht in Widerspruch zueinander. Ganz im Gegenteil, sie ergänzen sich. „Wellness" frei übersetzt bedeutet so viel wie „gute Gesundheit" und Achtsamkeit stärkt und erhält sowohl die eigene Gesundheit als auch die Gesundheit des anderen.

Weil alle Gesundheitsbereiche des zweiten Gesundheitsmarkts im Kern ihrer Konzepte den gemeinsamen Nenner „Gesundheitsförderung und Prävention" haben, bin ich zutiefst davon überzeugt, den größten Nutzen für alle Beteiligten erzielt eine Wellness-Kultur, die auf die Tiefenstruktur der menschlichen Existenz blickt. Nach dem Motto „frischer Wind kommt auf" setzt sich vielleicht der eine oder andere ganzheitlich orientierte Fitnesstrainer gleich mit ins Boot. Auch die Kultur der Fitnessstudios hat sich komplett verändert. Möglicherweise lässt ein Segelmanöver in der Wellness- und Fitness-Industrie das Boot im größten Seehafen Deutschlands, in Hamburg, beim Arbeitgeberverband der deutschen Fitness- und Gesundheitsanlagen e. V. (DSSV), andocken.

… [*Über den DSSV*] …

… [*Der DSSV verfolgt seit 1984 das Ziel, die Interessen der Branche zu vertreten. Der DSSV ist Europas größter Arbeitgeberverband für die Fitness-Wirtschaft, zählt zu den Spitzenverbänden der deutschen Wirtschaft, ist Mitglied der Bundesvereinigung der Deutschen Arbeitgeberverbände und über die Arbeitgebervereinigung BusinessEurope auf EU-Ebene vertreten. Als Sozialpartner ist der DSSV immer wieder gefragt, sei es für Regulierungen in der Sozialpolitik oder in der Berufsbildung.*] …
(https://www.dssv.de/ueber-uns/ueber-den-dssv/)

Aus einer Pressemitteilung des DSSV

... [Eckdaten der deutschen Fitness-Wirtschaft 2020   11.03.2020

Rund 11,7 Mio. Mitglieder in über 9.600 Fitnessanlagen in Deutschland

- *11,66 Millionen Mitglieder (+5,1 Prozent)*
- *5,51 Milliarden Euro Umsatz (+3,4 Prozent)*
- *9.669 Fitness-Studios (+3,5 Prozent)*
- *14,0 Prozent der Gesamtbevölkerung in deutschen Fitnessstudios (21,3 % der 15- bis 65-Jährigen)*

Die Eckdaten-Studie 2020, gemeinsam erhoben vom DSSV – Arbeitgeberverband deutscher Fitness- und Gesundheits-Anlagen, dem Wirtschaftsprüfungs- und Beratungsunternehmen Deloitte und der Deutschen Hochschule für Prävention und Gesundheitsmanagement (DHfPG), informiert wie in den Vorjahren über aktuelle Entwicklungen in der Fitness- und Gesundheitsbranche.] ...
(https://www.dssv.de/fileadmin/Eckdaten/2020/Pressemitteilung_Eckdaten2020.pdf)

Das Wort „Wellness" und die Bezeichnung „Therapeut"

Stellt man Nachforschungen über das Wort „Wellness" an, findet man im Internet den Nachweis, dass das Wort Wellness, genauer gesagt Wealnesse, im Jahr 1654 literarisch erfasst und im Oxford English Dictionary mit „gute Gesundheit" übersetzt ist. Meinen Recherchen nach ist es in Deutschland bislang so, dass das Wort nicht geschützt ist und somit auch keine festgelegte Definition hat. Greifbar wird das Wort, wenn es um Gesundheitsverständnis, um ganzheitliche Lebensstil-Konzepte, um gesundheitsrelevante Wellness-Produkte und Wellness-Dienstleistungen geht, die auf dem Gesundheitsmarkt einen wirtschaftlich hohen Stellenwert haben. Ebenso verhält es sich mit der Bezeichnung „Therapeut". Die Bezeichnung Therapeut – allein oder ergänzt mit bestimmten Begriffen – ist nicht geschützt und daher auch kein Hinweis auf ein abgeschlossenes Studium oder fachliche Kompetenz.

Im Gegensatz dazu stehen die gesetzlich geschützten Berufsbezeichnungen der Heilberufe Arzt, Heilpraktiker und Psychotherapeut sowie die Gesundheitsfachberufe Logopädie, Motopädie, Ergotherapie und Physiotherapeut, die erst nach bestandener staatlicher Prüfung geführt werden dürfen.

Der Masseur und medizinische Bademeister ist (nach abgeschlossenem Staatsexamen) befähigt, therapeutische Leistungen auf ärztliche Verordnung hin durchzuführen.

Die Berufsbezeichnung Therapeut, zum Beispiel die Bezeichnungen Massage- und Wellnesstherapeut, Entspannungstherapeut sind zulässige Berufsbezeichnungen. Die Berufsbezeichnung des Massagetherapeuten/Wellnesstherapeuten steht dem in §§ 8 ff. des Masseur- und Physiotherapeutengesetz (MPhG) geregelten Ausbildungsberuf des Physiotherapeuten gegenüber. Gleiches gilt für den Begriff Masseur (Wellnessmasseur).

Wegen weiterer Einzelheiten zu den einzelnen Berufsbezeichnungen verweise ich auf: http://www.gesetze-im-internet.de/mphg
https://www.wellnessverband.de/wellness-profis/infodienste/beitraege/070621_therapeut.php

Meines Wissens gibt es bis dato keine geregelte staatlich anerkannte Ausbildung für Massage- und Wellnesstherapeuten. Eine Standardisierung hinsichtlich der Fachkenntnis in Aus- und Weiterbildungs-Einrichtungen hat die Kommission Wellnessberufe beim Deutschen Wellness Verband e.V. gesichert.

Wegen weiterer Einzelheiten zu Ausbildungen und Studiengängen verweise ich auf:
https://www.wellnessverband.de/themen/ausbildung_weiterbildung.php

Genies fallen nicht vom Himmel.
Sie müssen Gelegenheit zur Ausbildung und Entwicklung haben.
August Bebel (1840–1913)

Sucht man im Internet nach Ausbildungsgelegenheiten in den Fachbereichen Wellness und Fitness, dann befindet man sich im Wellness- und Fitness-Ausbildungsdschungel.

Nicht selten absolvieren Interessenten auf dem undurchschaubaren Aus-, Fort- und Weiterbildungsmarkt ihre Ausbildungen für sehr teures Geld.

Ist die Ausbildung abgeschlossen, bleibt fraglich, ob sich für diejenigen, die nicht in ein Angestelltenverhältnis eintreten, der Schritt in die Freiberuflichkeit wirtschaftlich lohnt, am ehesten vielleicht für die Person, die zweigleisig fährt: tagsüber die alte Arbeit und nach Feierabend und am Wochenende Wellnesstätigkeit.

Wie auch immer. Wer an seiner Arbeit Freude hat und erkennt, dass sich die eigenen Talente und Fähigkeiten mit Leichtigkeit darin entfalten lassen, der ist ein geborener Therapeut. Wenn die Tätigkeit, der man sich widmet, in Achtsamkeit mit Sinn erfüllt ist, wenn unsere Handlungen mit unserem wahren Selbst in Einklang stehen, befinden sich Beruf und Berufung im Einklang miteinander. Nicht zuletzt erkennt man seine Berufung daran, dass sie einem zugleich auch die größte Leidenschaft ist.

Angesichts der Berufs-/Tätigkeitsbezeichnung muss man das Berufsbild des Masseurs in zwei Bereiche einteilen: Auf der einen Seite steht der medizinisch tätige Masseur und med. Bademeister, auf der anderen Seite der Wellnessmasseur.

Folgend einige Charakteristiken:
- Eine medizinische Massage richtet sich an einen krankten Menschen.
- Wellness-Massagen richten sich an gesunde Menschen. (Im Falle der Beschwerdefreiheit gibt es keinen Anlass für eine therapeutische Massage.)
- Eine therapeutische Massage wird gezielt bei Muskelverspannungen beispielsweise bei schmerzhaften Nacken- und Rückenverspannungen, bei Muskel- und Skelett-Erkrankungen, vor und nach (Leistungs-)Sport, als Heilmittel innerhalb einer Rehabilitation eingesetzt – um nur die Wichtigsten Therapieeinsätze zu nennen. Eine therapeutische Massage lindert durch Gewebestimulation (Haut, Unterhaut, Muskulatur, Sehnen, Kapsel-Band-Apparat) körperliche Einschränkungen. Funktionsbeeinträchtigungen der Muskeln oder am Skelett, die eine therapeutische Massage erfordern, sind genauso vielzählig, wie es Ursachen für (ernsthafte) Muskelprobleme gibt.

- Wellness-Massagen lockern und entspannen durch Stimulation die Haut, Unterhaut, die Muskulatur bei gesunden, beschwerdefreien Menschen. Wellness-Massagen dienen der Gesundheitsförderung und Prävention – der Kunde verordnet sich die Massage selbst.
- Die Wirkung einer therapeutischen Massage zielt auf Heilung.
- Die Wirkung einer Wellness-Massage zielt auf Entspannung und Regeneration.
- Masseure mit staatlicher Ausbildung behandeln Kranke.
- Masseure ohne staatliche Ausbildung dürfen Kranke nicht behandeln.
- Eine Therapie ist eine Maßnahme, die darauf abzielt, das Leiden des Kranken positiv zu beeinflussen. Voraussetzung für eine Therapie ist eine zuvor erlangte Diagnose (vom Arzt gestellt). Ziel eines staatlich examinierten Therapeuten ist es Heilung zu ermöglichen oder zu beschleunigen, zumindest aber Symptome zu lindern, körperliche oder psychische Funktionen wiederherzustellen. Ein Therapeut mit Staatsexamen ist ein Anwender therapeutischer Verfahren.
- Eine Wellness Massagebehandlung ist eine Maßnahme, die darauf abzielt, den Kunden, der sein Wohlbefinden verbessert haben will, zu bedienen. Die Intention, aus welchem Grund eine Behandlung angemessen ist, nimmt der Kunde selbst vor. Über den eigentlichen Gesundheitszustand des Kunden ist der Wellnessmasseur in der Regel nicht informiert. Eine Krankheitsdiagnose wird nicht gestellt. Ein therapeutisches Verfahren darf nicht angewendet werden. Die (diagnostisch definierte) Zielsetzung der Behandlungsmaßnahme entfällt, bei Beschwerdefreiheit und Therapieverbot.
- Dass der Vorgang selbst, durch den jemandes Muskeln, Haut, und Bindegewebe mittels mechanischer Beeinflussung (zum Beispiel Knet- und Streichbewegungen, Dehnungs,- Zug- und Druckreize) gelockert und entspannt – der Gewebestoffwechsel aktiviert, die Mobilität des Gewebes verbessert wird, immer eine positive Wirkung auf den menschlichen Körper hat, wird anhand einer kurzen Abhandlung über Funktion und Wirkung einer Massagebehandlung auf Seite 59, 60 erläutert, die Begriffe Massage, Therapie auf Seite 61, 62.

Wer sich mit Gesundheit, Krankheit, Wellness und Business auseinandersetzt – in gewisser Hinsicht ein Stück weit mit sich selbst also – kommt nicht darum herum, Detektivarbeit zu leisten.

Angesichts des Wohlbefindens auf ganzheitlicher Grundlage gilt es zu ermitteln:

- Woran macht eine Person ihre Grundeinstellung über Gesundheit und Krankheit, Wohlbefinden und Unwohlsein, fest?
- Worauf richtet die Person ihre Aufmerksamkeit? Wie nimmt sie sich selber wahr? Wie steht es um ihren Selbstwert?
- Beziffert sie den Wert ihres Menschseins auf Materialwert und hat sie eine materialistische Vorstellung von Gesundheit und Krankheit? Oder ist sie ein idealistischer Mensch und setzt sich mit dem ganzheitlichen Menschenbild auseinander? Sucht sie nach einem Zugang zur spirituellen Wirklichkeit ihres Menschseins obwohl sich diese Dimension der Ratio beziehungsweise einer rationalen Betrachtungsweise entzieht?

  Anders formuliert: Womit identifiziert sie sich? Identifiziert sie sich mit der Form, dem Körper den sie hat, und schaut durch die Augen der Vergangenheit? Oder identifiziert sie sich mit dem Stoff, der Ausdruck des Geistigen ist und aus dem sie gewoben und geformt ist und lebt den gegenwärtigen Augenblick im Vertrauen auf den Lebensfluss?
- Können Sie etwas Unsichtbares, von Kindheit an Gleichbleibendes, erkennen, das Ihrer menschlichen Gestalt ohne Ihrem eigenen Zutun zukommt?

Stichwort Gestalt

Krankheiten des Muskel-Skelett-Systems nehmen immer mehr Gestalt an.

Meinen Recherchen zufolge stehen in fast allen Statistiken zu Krankschreibungen die Beschwerden des Muskel-Skelett-Systems weit oben.

Das Bundesministerium für Arbeit schreibt:

... [ZAHLEN – DATEN – FAKTEN
Krankheiten des Muskel-Skelett-Systems und des Bindegewebes führten
2016 zu Produktionsausfällen von insgesamt 17,2 Milliarden Euro.
Das entspricht etwa 0,5 Prozent des Bruttonationaleinkommens. MSE-
Erkrankungen sind zudem seit Jahren eine der häufigsten Ursachen für
Frühverrentung.] ...
(Magazin für ein gesundes Berufsleben, BGW Miitteilungen, Ausgabe 1/19 Quelle: Bericht „Sicherheit und Gesundheit bei der Arbeit – Berufsjahr 2017", BMAS 2018)

Wen wundert es, dass so viele Menschen auf der inflationären Massage-Behandlungswelle surfen. Wenn Zeitdruck, Stressbelastungen und Schmerzen den Alltag (mit-)bestimmen, wird der Entlastungs-Lösungs-Weg nicht selten darin gesehen, sich den Muskelhartspann einfach (weg-)massieren zu lassen. Den Blick sorgfältig auf die Devise „Sorge selbst für dich" in Reflexion zu den stetig steigenden Umsatzzahlen im Bereich Gesundheit und Wellness gerichtet, könnte man der Auffassung sein, dass gewisse Lebensstile den inneren Alchemisten ignorieren. Gemäß individueller Vogel-Strauß-Politik spielt es allem Anschein nach auch keine allzu große Rolle, in welcher Einrichtung die gesundheitserhaltende Entspannung stattzufinden hat – in der der äußere Alchemist seine guten Dienste tut. Hauptsache, der/die Masseur/in kann „gut zupacken" und/oder hat „heilende Hände".
Seine/ihre guten Dienste leistet ein ein/e Masseur/in, wenn der Kunde/die Kundin hungrig nach Aufmerksamkeit, nach Zärtlichkeit, nach Streicheleinheiten, nach Erlösung von Verspannungen auf der Massagebank liegt. Verwöhn-Momente erkaufen, das kann der Mensch, der die Einsamkeit nicht aushält, das kann der Mensch, der Müdigkeit und Erschöpfung weggestrichen haben möchte, das kann der Mensch, der den Kontakt ohne Worte sucht, das kann das innere unterberührte Kind, das gestreichelt werden will und das kann der Mensch, der durch den passiven Entspannungsgewinn für eine gewisse Zeit seine Beschwernisse in Sorglosigkeit verwandelt haben will.

In den Jahren, in denen ich in einem Wellness-Betrieb tätig war, ist mir aufgefallen, dass je nach Arbeitskraft der dienstleistenden Person und der Anzahl an herausfordernden Behandlungssituationen sowie auch Leistungsdruck, ungelöste und unausgesprochene Kundenerwartungshaltungen das Energie-Reservoir der Person erschöpfen können. War das der Fall, war es nur eine Frage der Zeit, bis dass die persönliche Belastungsgrenze erreicht war. Neugierig, wie man wohl auf der Chefetage die Sachlage angeht, schaute ich dort hinter die Kulissen. Ich stellte mit Entsetzen fest, dass Wellness ein lukratives Geschäft ist, und – es muss gesagt werden – nicht nur aufgrund der großen Nachfrage anspruchsvoller Kunden, sondern auch auf Kosten von Well-Being, Fitness und Happiness der dienstleistenden Personen.

Unternehmerisch betrachtet ist die Dienst leistende Person (Beispiel Bereich Massage) das Produktionsmittel, die Produktionsmaschine, womit das Unternehmen (s)einen wirtschaftlichen Zweck erzielt. Für die Betriebsführung gilt der Grundsatz, die Produktion mit möglichst geringem Aufwand an Mitteln auf das Höchstmaß zu steigern.
Diesen Grundsatz auf die Produktions-Massage-Bank übertragen bedeutet, den Behandlungs-Umwandlungsprozess von Unwohlsein (Überspannung) in Wohlsein (Entspannung) durch die Arbeitskraft und -leistung der dienstleistenden Personen (Arbeitnehmer/ freie Mitarbeiter) mit möglichst geringem Aufwand (beispielsweise niedrigen Lohn-, Inventar- und Materialkosten) auf das Höchstmaß der Kundenzufriedenheit und der Arbeitgeber Gewinn- und Umsatzzufriedenheit zu steigern.
Schlussfolgerung: Die Gesundheit der Person ist ein kostbares aber kein kostspieliges Gut.

An dieser Stelle bitte ich Sie, liebe Leserinnen und Leser, zu prüfen, inwieweit sich meine Erfahrungen mit Ihrem eigenen Erleben deckt. Ich will aus meiner Erfahrung helfen und Rat geben, vor allem anderen in der Therapie Arbeitenden, aber auch gesundheitlich interessierte Laien sollen von meiner Sicht profitieren können. Ob Sie etwas als Wahrheit annehmen können, hängt davon ab, inwieweit meine Sicht mit Ihrer Erfahrung übereinstimmt.

Unser seelisches Wohlergehen ist eine Sache von allerhöchster Wichtigkeit. Um dieses Ziel zu erreichen, steht der Aufwand von Zeit und Geld in keinem Verhältnis.

Diese Behauptung von Erich Fromm (1900-1980), Philosoph, Sozialpsychologe und Psychoanalytiker, verdeutlicht auf prägnante Art die heutige Situation auf dem Selbstzahlermarkt Wellness. Wir investieren unsere kostbare Lebenszeit und erkaufen uns für teures Geld das Ziel, wieder in die Balance, ins Wohlbefinden zu kommen, wenn das ureigene Gesundheitsbewusstsein verlorengegangen ist, wenn die Verantwortung für die eigene Gesundheit zur Bürde wurde.

Mit freundlicher Genehmigung von Herrn Lutz Hertel, Vorstandsvorsitzender des Deutschen Wellness Verbandes e.V., habe ich folgenden Beitrag der Homepage des Deutschen Wellness Verbandes e.V. entnommen.

... [*WELLNESS-BEITRÄGE*

Der Wellness-Markt: Entwicklung, Branchen, Daten und Prognosen
von Lutz Hertel] ...
... [*Zu These 2: Der "Wellnepp" bringt die gesamte Branche auf Talfahrt.*

Der Boom des Begriffes und das Bedürfnis nach "Wellness"] ...

... [*Medienexperten und Marktforscher gehen heute davon aus, dass Wellness nicht nur einen durch geschicktes Marketing erzeugten Markt geschaffen hat, sondern dass der Verbraucher ein autonomes Motiv bzw. Bedürfnis nach Wellness besitzt. Diese Annahme führt zu einer weitreichenden Konsequenz: Selbst wenn der Begriff "Wellness" an Popularität verlieren würde, die mit ihm verbundenen Motive und Bedürfnisse des Verbrauchers blieben dennoch erhalten. Welches sind diese, im Begriff Wellness auf den Punkt gebrachten Motive und Bedürfnisse? Die Marktforscher des Springer-Verlages haben derer sieben identifiziert:*

Körperliche Aktivität, Genussfähigkeit, Körperakzeptanz, Stressabbau, Selbstreflexion, Einheit von Körper, Seele und Geist, Naturerleben.] …
(https://www.wellnessverband.de/wellness-profis/infodienste/bei-traege/hertel_wellbizz2003.php)

Hinsichtlich der Zukunft des Wellnessmarktes heißt es, dass die Suche nach dem Glück mithilfe der Digitalisierung einfacher werden soll …

… [**WELLNESS-MARKTDATEN**

Wellness 2030: Auf der Suche nach dem Glück
***[27.04.2018] Das Gottlieb Duttweiler Institut in der Schweiz hat sich im Auftrag des Global Wellness Institutes Gedanken über die Zukunft des Wellnessmarkts gemacht. Die Suche nach dem Glück soll nach Meinung der Zukunftsforscher mithilfe der Digitalisierung einfacher werden.*] …
(https://www.wellnessverband.de/wellness-profis/infodienste/marktdaten/index.php)

Die Liebe zur Wahrheit: über den Weg zum Glück

Zukunftsforscher treffen auf Glücksforscher

Was würde Paracelsus wohl zu einer digitalisierten Glückssuche sagen? Ist er doch der Meinung, dass unser Glück mit unserer Seele zu tun hat: *Was wäre der Mensch, wenn keine Seele in ihm wäre? Durch die Seele ist er erfüllt.* (Paracelsus)

Alle Menschen streben nach Glück, und über das Gefühl aller Gefühle denken seit über 2.000 Jahren Philosophen und Wissenschaftler und heutzutage auch die Glücksforscher eindringlich nach.

… [*Glückspsychologen mahnen, nicht am falschen Ort nach dem Glück zu suchen, denn der Mensch strebe gerne nach Geld, Macht, Schönheit und Erfolg, weil er erwarte, dass ihn das glücklich machen würde. Eine Glücksformel oder Glücksrezepte gäbe es nicht.*] …
(Fachzeitschrift Psychologie Heute (Probe-CD), Was kann Psychologie, Folge 25, Juni 2009, Beltz)

Für die Neurobiologen ist Glück ein Gefühl. Aus medizinischer Sicht ist Glück eine Freisetzung bestimmter Hormone (beispielsweise Serotonin, Dopamin, Endorphine, Noradrenalin, Oxytocin), die bei uns Glücksgefühle hervorrufen.
Ungeachtet dessen, dass sich Glück nicht automatisch durch die Abwesenheit von Unglück einstellt …, und auch abgesehen davon, dass die vielversprechenden Möglichkeiten zur Glücksbefriedigung zwar häufig im Außen gesucht, aber nicht gefunden werden (können) …, sind sich alle Forscher darin einig, dass Glück ein Zustand ist, der in der Einfachheit, Schlichtheit und Bescheidenheit liegt. Glück ist eine Fähigkeit, innerlich Frieden zu finden und korreliert mit dem Zustand der vollkommenen Harmonie. Die Konsequenz, die man daraus ziehen kann: Das Gefühl von Glück hängt nicht unbedingt von äußeren Ereignissen ab, sondern vielmehr von inneren Vorgängen.

Die amerikanische Essayistin Agnes Repplier (1855–1950) schreibt:
Es ist nicht leicht, Glück in sich selbst zu finden, aber unmöglich, es anderswo zu finden.

Es gibt keinen Weg zum Glück, Glücklich-sein ist der Weg.
Buddha

Wege der Entspannung

Es gibt recht unterschiedliche Wege beziehungsweise Möglichkeiten zum Entspannen.

Entspannungsmethoden, die mir bekannt sind, sind: das Autogene Training, die Progressive Muskelentspannung nach Jacobson, Biofeedback, Feldenkrais, Yoga, Fünf Tibeter, Qi Gong, Tai-Chi, Shiatsu, Jin Shin Jyutsu, Atemtherapie, Meditation.

Jeder Mensch geht seinen eigenen Entspannungsweg, hat *seine* Methode, die für ihn richtig und stimmig ist. Der eine erholt sich beim Spazierengehen oder dem Joggen in der Natur, der andere wiederum hört Entspannungsmusik, geht in die Sauna, praktiziert Yoga, macht Atemübungen oder übt sich in einem Entspannungsverfahren.

Die Frage ist, ob es bei der Entspannung zu einer Regeneration kommt.

Wenn man Entspannung als psychophysiologische Senkung der dezentral nervösen Aktivität des Sympathikus und als Anhebung des Parasympathikus definiert, dann ist das eine wirkliche, regenerierende Entspannung. Und je besser die Entspannungsmethode im Unterbewusstsein einprogrammiert ist, je vertrauter dem organisch-seelischen Bereich der Weg in die Entspannung ist, desto besser lässt sich Entspannung, auch in stressigen Zeiten, abrufen.

Überdenkt man, in welchem Kontext eine wirkliche innere Ausgewogenheit stattfindet, wird klar: Eine wirkliche regenerierende Entspannung kann man nicht einfach nur wollen, sie passiert nicht auf Knopfdruck. Hingegen wird die Sache in die eigene Hand genommen, wird man zum Schmied seiner eigenen inneren Balance.

Wird der Begriff Entspannung mit Passivität belegt, dann handelt es sich in der Regel um ein Entspannungsgefühl, das beispielsweise während einer (Ganzkörper-)Massagebehandlung eintreten kann.

Die Animation zu Entspannungsmassagen und zu angeleiteten Entspannungstrainings hat zwei Seiten: Einerseits hat die Sache prinzipiell etwas Gutes – es geht um Gesundheitspflege. Andererseits geht diese aber mit einer Verpflichtung einher – schließlich wird der Konsument Teil des Umstands, von außen in die Entspannung geführt zu werden.

Gewiss kann das manchmal ausgesprochen hilfreich sein. In welchem Umfang äußere Einflüsse in einen Dauerzustand übergehen, kann ohne fremde Hilfe in eigener Regie kritisch hinterfragt werden – so denke ich, das traue ich jedermann zu, ohne einen Verhaltensratschlag geben zu wollen.

An dieser Stelle eine kurze Abhandlung, was bei einer Massage passiert. Schauen Sie durch das Auge des Betrachters.

Betrachtet eine Person sich dort, wo sich eine Blockade der (Muskel-) Aktivität im physischen Bereich zeigt: zum Beispiel schmerzhafte Nacken- und Rückenverspannungen, verspannte Schulter- Armmuskeln, Kieferverspannungen, Muskelverspannungen an Beinen und Füßen, kann sie sich in diesem Bereich die Verspannung(en) massieren lassen. Die Person genießt die heilsame durchblutungsfördernde Wirkung (Hyperämie), den warmen Körper in liebevoller Berührung zu spüren und damit auch in der Seele berührt zu werden.

Allein aufgrund des mechanischen Drucks durch Therapeuten-Hände werden in den massierten Körperregionen Gewebehormone freigesetzt, die sowohl die oberflächlichen als auch die tieferen Gewebeschichten um ein Vielfaches mit Sauerstoff und Nährstoffen versorgen.

Bei Ganzkörpermassagen (in der Regel von 60 Minuten Dauer) kann es zur Senkung der dezentral nervösen Aktivität des Sympathikus und zur Anhebung der Parasympathikusaktivität kommen, was vielfältige organische Veränderungen zur Folge hat: Es gibt hormonelle Veränderungen, die Muskulatur im Skelett (besonders im Rücken) verändert sich, Puls und Blutdruck werden gesenkt, der Atemrhythmus wird ruhiger und gleichmäßiger, über die viszerokutanen Reflexe werden die inneren Organe günstig beeinflusst, das Lymphsystem wird stimuliert, Giftstoffe ausgefiltert und abtransportiert, Ausscheidungsfunktionen der Haut, aber auch der Lunge, Nieren, Leber und Darm werden günstig beeinflusst.

Der Körper bekommt, was er braucht: neue Energie, die Wiederherstellung der normalen Muskelspannung (Tonus) und als Folge davon ein Wohlbefinden.

Neurophysiologisch lässt sich dieses angenehme Gefühl wie folgt erklären: Unter der Haut befindet sich ein Nervennetz, das auf den physikalischen Reiz, auf langsame Berührung reagiert. Sogenannte C-taktile Fasern wandeln die Streichelbewegung in elektrische Impulse um, diese Impulse werden direkt an das Gehirn weitergeleitet und das Gehirn schüttet dann Signale und Hormone aus, die ein Wohlbehagen erzeugen. (Studien belegen, dass sich in diesem Geschehen die Neurotransmitter Serotonin und Dopamin verändern, dass das Hormon Oxytocin freigesetzt wird, dass der Cortisolspiegel und der Blutdruck sinken, dass sich die Herzschlag- und die Atemfrequenz verlangsamen.)

Im Hinblick darauf, dass sich ein Mensch ungeteilt dem Massage-Körper-Erlebnis und dem Gefühl des Angenommenseins hingeben kann, kann sich in seinem Bewusstseinszustand der Grad der zentralnervösen Aktivität im Schlaf-Wach-Bereich (Alphazustand[3]) bewegen. Auf dieser inneren Bewusstseinsebene können wir Menschen nicht nur eine innere Ruhe erleben sondern auch mit den Tiefenschichten unseres Unbewussten in Kontakt kommen und transpersonale (überpersönliche) innere Erfahrungen machen.

Betrachtet eine Person sich im psychischen Bereich dort, wo ihre Befindlichkeit beispielsweise gedrosselt und blockiert ist, sie gestresst, erschöpft, müde, schlapp, leer, eben ausgepowert ist, kann die Person die Massagewirkung, das Massage-Umwandlungsphänomen Unwohlsein in Wohlsein – sozusagen die Wohlfühlbefriedigung – eine Zeitlang erleben.

---

3   Alphazustand: Das Gehirn befindet sich während einer leichten Entspannung beziehungsweise einer entspannten Wachheit (bei geschlossenen Augen) in einem ganz besonderen Zustand, der zwischen Wachen und Schlafen liegt. Wissenschaftler sprechen von dem sogenannten Alphazustand. Die Frequenzen der Gehirnwellen liegen dabei zwischen 8 und 13 Hertz (1 Hertz entspricht einer Schwingung pro Sekunde). Frequenzen unter 8 Hertz werden Theta- und Deltawellen genannt, sie treten während des Schlafs auf. Der Thetazustand (4 - < 8 Hertz) steht für Schläfrigkeit und den leichten Schlafphasen (N1 und N2), der Deltazustand (0,1 - < 4 Hertz) ist typisch für die traumlose Tiefschlafphase (N3). Der Wachzustand des Alltagsbewusstseins, der sogenannte Betazustand, befindet sich zwischen 13 und 30 Hertz und steht für gute Aufmerksamkeit und aktive Konzentration.

Schließlich läuft die vorher erwähnte positive Kaskade im Körper immer an, wenn wir angenehm berührt werden.

Nicht nur im Gesundheitsbereich Wellness wird die Kunst der Berührung in vollem Umfang in Anspruch genommen. Berührung ist im Bereich der medizinisch passiven Körpertherapie ein wichtiger Faktor, um die Selbstheilungskräfte zu aktivieren, die Körpersysteme an ihren Urzustand von Harmonie zu erinnern. Entsprechende Behandlungsformen sind in allen Kulturen verankert. Schlussendlich ist eine ganzheitliche Betrachtungsweise allen Körpertherapien gemeinsam.

... [*Körper und Psyche werden nicht als getrennte Einheiten betrachtet, sondern als Ganzes. Sie können somit auch Lebensbereiche des Menschen erfassen, die der Sprache kaum oder gar nicht zugänglich sind. Da der Körper alle Erfahrungen und Verletzungen in einer bestimmten Form speichert, sind solche Erfahrungen auch über den Körper erkennbar und zugänglich.*] ...
(Ernst, H. / Nuber, U., Stichwort Psychotherapie, Heyne Sachbuch Nr.19/4006; Seite 33)

Begriffserklärungen

Der Begriff ... [**Massage** *f: physik.-therap. Behandlung von Gewebe u. Muskeln durch Druck- u. Zugreize;* **Formen:** *1. klass. manuelle M. durch Streichung, Reibung, Knetung od. Walkung, Klopfung u. Erschütterung (Vibration); 2. Reflexzonenmassage*: Nervenpunktmassage*, Bindegewebsmassage*, Periostmassage, u.a.;*
3. apparative M. mit Vibrationsgeräten, Ultraschall (Mikromassage), Unterwassermassage Elektromassage (vibrierende Effekte unter Reizstromimpulsen);
Wirkungen: *Tonusänderungen der Muskeln, Hyperämie, neuroreflektor. Fernwirkungen; vgl. Segmenttherapie.*] ...
(Pschyrembel, Klinisches Wörterbuch, 259. Auflage)

Der Begriff ... [*Therapie (altgriechisch* θεραπεία *therapeia „Dienst, Pflege, Heilung")* oder **Behandlung** *bezeichnet alle Maßnahmen, die darauf abzielen, Behinderungen, Krankheiten und Verletzungen positiv zu beeinflussen. Die Voraussetzung für Therapie ist eine zuvor erlangte Diagnose. Ziel eines Therapeuten ist es, eine Heilung zu ermöglichen oder zu beschleunigen, zumindest aber die Symptome zu lindern oder zu beseitigen und körperliche oder psychische Funktionen wiederher-zustellen. Verschiedene Möglichkeiten zur Behandlung einer Krankheit werden oft als Therapieoptionen bezeichnet.*
Um eine entsprechende Therapie empfehlen zu können, muss zunächst eine Diagnostik vorgenommen werden. Dabei wird eine Diagnose er-stellt, indem die Beschwerden und verschiedener [sic] Untersuchung-befunde beurteilt und eingeordnet werden. Die eigentliche Therapie besteht dann aus Maßnahmen zur Behebung der Beschwerden oder vor-zugsweise der Krankheitsursache. Wenn eine Therapie angemessen zur Behandlung eines Krankheitsbilds ist, spricht man von einer Indikation (dem „Angezeigtsein" einer bestimmten Behandlung).] ... (https://wikipedia.org/wiki/Therapie).

Stolpersteine auf dem Weg der passiven Entspannung

Ein Mechanismus, den wir Menschen gemeinsam haben, ist, dass wir unbewusst schwierige Erfahrungen abwehren, indem wir den Körper zusammenziehen: Muskeln anspannen, den Atem abschwächen oder sogar kurzzeitig anhalten. Dadurch wird tatsächlich seelischer und kör-perlicher Schmerz gemindert.
Was der Mechanismus allerdings bewirkt, ist langfristig für uns negativ. Die Erfahrung, vor der wir uns schützen wollten, wird auf diese Weise in der Zelle manifestiert, das wiederum versperrt der Lebensenergie den freien Fluss und trennt die Energie vom Zellbewusstsein ab.
Stressbelastungen werden von physiologischen Vorgängen beglei-tet. Als blockierte, gestörte Abläufe im Neuro-Muskulären bezie-hungsweise im Psycho-Neuro-Immuno-Endokrinologischen Sys-tem suchen sich die Ursachen ein Ventil zum Druck ablassen, somit drücken sie sich in allen möglichen Verspannungen im Muskel-Ske-lettsystem aus, sie können sich in unendlich vielen Erkrankungen manifestieren.

Die psychische Situation eines Menschen kann sich in Unruhe, Hetze, Ungeduld, Aggression, Gereiztheit, Erschöpfung, zu viel Kontrolle und Haltung bewahren, Inflexibilität, Starre und Sturheit, Wut, Schuldgefühlen, gehemmtem Aggressionsausdruck, zu viel Festhalten und nicht loslassen wollen, Spannungs- und Kraftlosigkeit, Allergien, Schmerzen, Angst und vielem anderem mehr ausdrücken.

Ob wir es wahrhaben wollen oder nicht: Was sich als körperliches Symptom manifestiert, ist die sichtbare Wiedergabe eines unsichtbaren Prozesses. Wen wundert's, wenn ein Mensch, der es nicht mehr geschafft hat, sich aus sich selbst heraus zu entspannen, sich zu regulieren, nach äußeren Ressourcen greift.

Wenn äußere Ressourcen (Potenziale, die der Lebensgestaltung dienen) dahingehend ausgerichtet sind, dass sie den Menschen in die Lage versetzen, schmerzfrei in (s)einer Fehlhaltung weiterzuleben, kann trotz Ausheilung der somatischen Komponente, die psychische Komponente fernerhin ein Schattendasein im Unterbewusstsein führen. Kritisch betrachtet ist der unsichtbare Prozess jener Aspekt des Seins, der blind das Denken, Fühlen und Handeln eines Menschen steuern kann.

Im Hinblick auf das Phänomen des passiven Entspannungsgewinns muss somit gesagt werden, dass die Wirkung meist nur vorübergehend bleibt, wenn der Mensch das zentrale Problem nicht in sich selbst aufspürt, betrachtet und behandelt: die Verspannungen der Muskeln *und* die Ursache der Verspannungen.

Was es für eine Person bedeutet, wenn sie ihren pathologischen Muskelhartspann behandeln lässt, welche Implikationen sich daraus für ihr Selbstkonzept ergeben und welche systemischen Auswirkungen zu erwarten sind, ist ebenfalls ein psychisch-physischer Erlebensprozess, der – bewusst oder unbewusst – bei jeder Behandlung ins Rollen gebracht wird. Bleibt der Verlauf dieses Vorgangs unbewusst und werden die heilenden Kräfte weiterhin ausschließlich im Außen gesucht, kann es durchaus vorkommen, dass die Person von der Massagewirkung abhängig wird. Sollten Sie sich jetzt fragen, wie so etwas passieren kann, finden Sie die Antwort auf Seite 67-69.

Stichwort heilende Kräfte

Wir alle kennen den Satz: Bitte wenden Sie sich an den Hersteller. Man denkt an Schaden, an Mangel, an Rüge, an Sachmängelhaftung. Gekauft hatte man ein Produkt, das vom Hersteller mannigfaltig überprüft, mit Garantie und einer ordentlichen Gebrauchsanweisung versehen wurde.

Nehmen wir einmal an, man könnte diesen Sachverhalt auf das menschliche Energiesystem übertragen. Augenblicklich muss man sich die Fragen stellen: Wer ist der Hersteller, wohin sich wenden, wenn etwas beschädigt ist oder fehlt? Wen maßregeln? Bekommen hat man eine Existenzerlaubnis, eingewoben in einen sichtbaren menschlichen Körper, dessen grob-stoffliche Frequenzen in einem ununterbrochenen omnipotenten Feinstofflichkeits-Frequenzaustausch stehen, mit der Zulassung zur lebendigen Entfaltung auf dieser Erde – ohne Garantie für ein reibungsloses Gelingen, ohne Festlegung des irdischen Verfallsdatums.

Sobald man verstanden hat, dass es ein Wunder ist, auf der Erde zu sein und dass Lebensqualität und der normale Alltag keine zwei verschiedenen Dinge des Lebendigen sind, öffnet sich einem das Mysterium des Lebendigen. Das ist schon mal die Garantie für ein gutes Gelingen.

Auf der Gebrauchsanleitung steht: Der Hersteller drückt sich mit seiner alles durchdringenden Lebenskraft in seinem Produkt, dem menschlichen Energiesystem, aus. Referenzaussagen: Man muss nicht woanders hingehen, um subjektives Wohlbefinden und Zufriedenheit zu finden. Man muss die heilenden Kräfte nicht im Außen suchen, fremde Hilfe in Anspruch nehmen, obwohl das manchmal hilfreich sein kann. In Wirklichkeit ist die Anlaufstelle für jede „Mängelrüge" nicht außerhalb von uns. In der Hinwendung nach innen wenden wir uns direkt an den Hersteller.

Die Liebe zur Wahrheit: über den Begriff Ganzheitlichkeit

Wenn wir lernen, mit anderen Augen zu sehen, erfahren wir am eigenen Leib, dass der gegenwärtige Moment eine enorme organismische Kraft birgt. Wir erleben, dass wir mit etwas mitströmen, mitvibrieren, das stärker und größer ist als unsere Ego-Schwingungsfrequenz. Das Bewusstsein wird weiter, das Vertrauen in die tiefere Wirklichkeit, die hinter den Dingen wirkt, wird stärker. Die Aufmerksamkeit verschiebt sich. All das, was bisher als Selbst-Konzept und Selbst-Bild galt, all das, was bisher von außen als Definition an das ICH herangetragen wurde, weicht dem Wunsch nach Selbsterkenntnis. Die Interessen verschieben sich in eine psychologische Richtung. Die Psychologie schlägt eine Brücke zum „inneren Forschungslabor": Nur im Innern kann sich das ICH mit dem SELBST verbinden. Mit zunehmender Entdeckung und Erweckung der ureigenen Stärken und Fähigkeiten – des wertneutralen Selbstausdrucks der „Innerlichkeit", erwacht das Bewusstsein für den tiefen Sinn der menschlichen Existenz.

Willst du dich am Ganzen erquicken,
So musst du das Ganze im Kleinsten erblicken.
Johann Wolfgang von Goethe (1749-1832)

Goethes Lebensweisheit verschafft uns die Überleitung zu den Begrifflichkeiten: „ganz", „Ganzheit", „Ganzheitslehre" (Holismus), über die Sie bei www.wikipedia.de nachlesen können.

Wichtig für unsere Sache (Die Liebe zur Wahrheit: über den Begriff Ganzheitlichkeit) ist das Faktum, dass sowohl das Adjektiv „ganz" (heil, komplett, vollständig, unverletzt) als auch das Adjektiv „ganzheitlich" (auf eine Ganzheit bezogen) in „Verbindung" mit gesundheitsfördernden Dienstleistungen steht:
„ganzheitliches Gesundheitskonzept",
„ganzheitliches Lebensstil-Konzept",
„ganzheitliche Wellnessbehandlung",
„ganzheitliche Massagetherapie",
„ganzheitliche Anwendungen",
„ganzheitliche Entspannung von Körper und Geist,

„ganzheitliche Beratung, Förderung", Medizin, Therapie et cetera.
Den Sachverhalt achtsam hinterfragt:
Wer oder Was vollzieht vornehmlich ganzheitliche Dienstleistungen
an oder mit einem Kunden? Wer oder was schlägt die Brücke zur
Gänze, wenn in der Ganzheitlichkeit Körper, Geist und Seele als
lebendiges System miteinander verbunden sind und das komplexe
System als Ganzes den Menschen erst ausmacht?
Die Beantwortung der Fragen integriert das Wesentliche: Die Person in Funktion (in unserem Fall) Wellness Masseur/Therapeut.
Ohne Dienstleister kommt eine personenbezogene Behandlung vermutlich kaum zustande. Ohne den „ganzheitlichen Blick" auf das
Menschsein kann der andere in seinem „ganzheitlichen Dasein"
nicht wirklich gesehen werden. Hat eine Mensch ein „ganzheitliches Verständnis" beziehungsweise ist er sich seiner wesensmäßigen
Vollkommenheit bewusst, wandelt sich der Raum seines Tuns (in
unserem Fall der Raum der Gesundheitsdienstleistungsgestaltung)
in eine Art „alchemistisches Labor" um, in dem der andere jenseits
seiner Persönlichkeit das „Arkanum" (Paracelsus) der ganzheitlichen
Dienstleistung im selben Moment konsumiert, indem der Dienstleister tief in sich ruhend im Moment, im erweiterten transpersonalen Bewusstsein, die Dienstleistung am Kunden ausübt.
Hier kommt sowohl das Mysterium „die Ganzheit der Realität", als
auch das „Uno-Actu" Prinzip in die Praxis. Das „Uno-Actu" Prinzip
besagt, dass Produktion und Konsum zeitgleich zusammenfallen.
Und genau das ist es, was uns bewusst sein sollte, wenn wir von
„ganzheitlich" sprechen wollen. Ganzheitlich oder nicht-dual … die
Ganzheit, die allumfassende Einheit, kennt kein getrenntes Ich und
kein Du.
Paracelsus spricht von der Betrachtung des Großen *und* Ganzen,
von Natur *und* Gotterkenntnis. Er sagt:
*Die beste Arznei für den Menschen ist der Mensch. Der höchste Grad
dieser Arznei ist die Liebe.*

Der *Wellness-Alchemist* lehnt sich Paracelsus' unsterblichem Weisheitserbe an und sagt:
Eine Person in Funktion Masseur/Therapeut, die nicht-medizinische Massagen anbietet, die dem Erhalt der Gesundheit auf ganzheitlicher Grundlage dienen, kommt nicht umhin, ihre Antennen

auf die Ganzheit auszurichten. Die Kunden angemessene Wahl und Anwendung der derzeitigen Wellness Massagemethoden- und techniken werden dabei nicht in Frage gestellt, sie gewinnen an Effektivität, Sinn und Bedeutung dazu.

Was einer stressgeplagten Person passieren kann, deren Antennen anstatt sie gesammelt auf ihre Innerlichkeit zu richten, auf der Krankheitsgeschichte breiten Weg gerichtet sind, möchte ich anhand eines erdachten Fallbeispiels kurz schildern.

Die beruflich und privat überforderte, ausgesprochen unsportliche, von Rückenschmerzen (durch starken Muskelhartspann verursacht) geplagte Person namens Wohlfühl-Junkie pendelt zwischen dem ersten und dem zweiten Gesundheitsmarkt hin und her: mal Behandlungen mit Rezept, mal als Selbstzahler auf der Massagebank. Zukünftig will er den neuen Trend nutzen und unter Zuhilfenahme einer App den Entspannungsgrad überblicken. (Vergleichbar einer Fitness-App, die einen Überblick über den Fitnessgrad einer Person erlaubt.)

Nehmen wir jetzt einmal an, es gäbe die Wohlfühl-App mit einer Anwendungssoftware, die neben physiologischen Daten auch dokumentiert, wie Umgebung Verhalten und Entscheidung beeinflusst. Im Weiteren gehen wir von der Annahme aus, unser Wohlfühl-Junkie wäre mit einem Sensor ausgestattet, der Informationen über neurophysiologische Reaktionen auf sämtliche Lebensumstände erfasst und diese direkt seinem Therapeuten übermittelt. Nachdem das drahtlose Gerät eine Fülle an quantitativen Daten zu den Aktivitäten von Gehirn und Körper, zum Gesundheitszustand, zum Lebensstil geliefert hat, könnte nach Analyse und Auswertung der gespeicherten Daten die Interpretation der psychophysiologischen Prozesse wie folgt aussehen: Das starke Verlangen danach, massiert zu werden, um Entspannung zu finden (co-reguliert zu werden), ist pathologisch geworden. Der Drang nach der passiven Massagewirkung ist ein Zeichen körperlicher Abhängigkeit, gefolgt von psychischer Abhängigkeit. An dieser Stelle könnte er sich fragen, ob es die Massagesucht beziehungsweise die Entspannungsmassagesucht gibt. Das wäre nicht völlig abwegig, wenn man bedenkt, dass es heutzutage neben den verschiedenen Suchtarten (beispielsweise Alkohol-, Drogen-, Spiel-, Kaufsucht) schließlich auch die Fitnessucht und die Internetsucht gibt.

Will er erfahren, ob bei ihm eine körperliche Erkrankung, der Stress zugrunde liegt, vorliegt, könnte er das auf Herz und Nieren prüfen. Er könnte sich den Themenbereichen Stress (Stress-Situationen, Stress-Management), Psychosomatik (die Medizin, die sich mit der Wechselwirkung von Körper, Seele und sozialem Umfeld auf Erkrankungen befasst), und mit seinen Mustern auseinandersetzen. (Ein stressgeplagter Mensch ist immer auch das Produkt seiner Muster.)

So könnte er möglicherweise Nahtstellen aufspüren, wo Vergangenheit mit Gegenwart zusammenstößt. Wo die frühkindlich erworbenen Erlebnisverarbeitungen im aktuellen Alltag Einfluss nehmen – die Haltung spiegelt, die, bewusst erkannt, durchgearbeitet werden kann. Er könnte die Angewohnheit, sich durch mechanische Beeinflussung den Muskelhartspann behandeln zu lassen, ein Entspannungsgefühl zu erleben, unter die Lupe nehmen. Er könnte sich fragen, ob ihm die regelmäßigen Auszeiten auf der Massagebank zu einer Art Entspannungs-Lebensstil geworden sind. Die innere Haltung auf den Prüfstand zu stellen impliziert den „innerpsychischen Wandlungsweg". Dieser Weg könnte von Verantwortung abgeben, sprich: Jemand anderes soll sich um meine(n) Schmerz(en) kümmern, fortführen, und zu Verantwortung übernehmen, sprich: ich kümmere mich selbst um meine(n) Schmerz(en), hinführen.

Kurzum könnte er sich der Ursache seiner muskulären Verspannungen stellen und dementsprechend eine Therapie in Anspruch nehmen. Womit die Frage aufkommt, welches Therapieverfahren auf welchem Gesundheitsmarkt ihm jetzt gesundheitsdienlich sein könnte. Therapie- und Behandlungskonzepte sind vielfältig.

Hoch motiviert, die für ihn geeignete Methode zur Stressbewältigung herauszufinden, könnte er sich über Anti-Stresstechniken informieren. So könnte er das Autogene Training, die Progressive Muskelentspannung nach Jacobson, Yoga oder Meditation erlernen. Er könnte über eine individuell angepasste Fitness-App seine Fitness steigern und Stress abbauen.

Er könnte sich aber auch für die Big-Brother-Methode entscheiden und eine Muskelrelaxans-Roboter-Pille schlucken. Der Chip würde kontrollieren, wie das Medikament bei ihm wirkt und ob er die Arznei überhaupt einnimmt. Per GPS könnte er einer Entspannungsmassagesuchthilfeberatungsstelle zugeführt werden. Seine Stimmungen und seine Gedanken könnten – neben Medikamentendosierungs- und

Medikamenteneinnahmekontrolle – direkt auf das Smartphone seines Therapeuten übermittelt werden. Die Frage nach den co-abhängigen Akteuren in diesem System und deren Behandlung, die Frage nach dem Rollenmuster und auch die Frage, wie sich eine solche Beziehung wohl auf unser Gesundheitssystem auswirken würde, bleiben unbeantwortet.

Offen und unbeantwortet bleibt ebenfalls die Diagnose unseres Wohlfühl-Junkie.

Vielleicht findet er ja auch noch eine ganz andere Nische, in der sein Drang nach der passiven Massagewirkung befriedigt werden kann. Will er auf gar keinen Fall zum gläsernen Patienten werden, kauft er sich gegebenenfalls Hildegard von Bingens Kräuterbuch und beschäftigt sich mit heilend wirkenden Pflanzenessenzen. Gleichzeitig hinterfragt er seine Muster, sodass er mit der Zeit seine eigentümliche Biologie verstehen, in seine Eigenverantwortung hineinkommen und eine vorteilhafte Reorganisation seiner Persönlichkeitsstruktur erreichen kann.

Denkbar möglich wäre noch, dass unser Wohlfühl-Junkie auf seiner Behandlungs-Odyssee auf eine/n Mindfulness-Wellness praktizierende/n Masseur/in trifft.

Die in Achtsamkeit eingetauchte Behandlungssituation erschließt ihm – neben der heilsamen durchblutungsfördernden Massagewirkung – das Gefühl der inneren Ruhe (aus) seiner Seele.

Wenngleich tiefgehende Erfahrungen eine Verwandlungskraft in sich bergen, entscheidet jeder einzelne Mensch doch selbst, durch seinen freien Willen, ob er den spirituellen geistigen Entwicklungsweg gehen will oder nicht. Nutzt man die Gunst der Stunde, tauchen folgende Entwicklungswegstationen auf: Man praktiziert Achtsamkeit. Man löst sich von (konditionierten) Gedanken und von Emotionen. Man wendet sich tief nach innen und findet in sich den Zugang zu sich selbst – die Tür geht nach innen auf. Die Sicht der Dinge verändert sich. Als neuer Mensch geht die (Lebens-)Reise »auf dem Weg getragen zu werden« weiter, immer weiter, immer weite, immer weiter …

Wäre es möglich, Paracelsus heute über Spiritualität und ganzheitliche Heilungs- und Gesundungsvorgänge zu interviewen, könnte ich mir gut vorstellen, dass er uns auf Folgendes hinweisen würde: Die meisten Menschen denken nicht darüber nach, dass ihr Körper quasi ständig Informationen sendet und auch ständig Sinnesreize aufnimmt und verarbeitet. Doch genau das tut unser Nervensystem von unserem ersten Herzschlag bis zu unserem letzten.

Dazu kommt, dass wiederholte Kopplung von Reizen (Konditionierungen), die wir verinnerlichen, die in unserem Gehirn Fuß gefasst haben (Introjektionen), zum Bestandteil unseres neuronalen Netzwerks werden. Aus dem Blickwinkel unseres wahren Wesens jedoch unterliegen all diese Prägungen der Veränderung, nämlich wenn konditionierte Körperzellen eine tiefgehende Erfahrung machen. Tiefgehende Erfahrungen bergen eine Verwandlungskraft in sich.

Die Kunst ist dann, wie oben schon erwähnt, konditionierte Leinen loszulassen, die alchemistische Reise anzutreten, sich von der unsichtbaren Hand Gottes führen zu lassen.

Die Liebe zur Wahrheit: über Eigenverantwortlichkeit

In seiner Neujahrsansprache zum Jahreswechsel 2002/2003 appellierte der damalige Bundeskanzler Schröder an mehr Eigenverantwortung jedes Einzelnen: ... [*Wir werden unseren Wohlstand, unsere soziale Sicherheit, unsere guten Schulen, Straßen und Krankenhäuser – um die uns so viele Völker beneiden – nur erhalten können, wenn wir uns auf unsere Kräfte besinnen und gemeinsam den Mut zu grundlegenden Veränderungen aufbringen.*] ...
(https://www.zeit.de/reden/deutsche_innenpolitik/200352_schroeder_neujahr)

Nicht nur unser Ex-Bundeskanzler deutete auf den Handlungsbedarf in unserem Gesundheitswesen hin; auch heute berichten Gesundheitsmedien immer wieder, dass sich unser Gesundheitswesen in einem radikalen Wandel befindet. In welche Richtung der Wandel gehen wird, werden wir sehen. Ich denke, es gibt nur zwei Möglichkeiten (Wege): Der eine Weg führt ins Gesundheitsbewusstsein respektive ins Gesundheitssystem, der andere ins Krankensystem. Denn einmal angenommen, bei den Gesunden lässt die Leistungsfähigkeit tendenziell nach, dann wird folglich das Merkmal des Solidaritätsprinzips (GKV) „die Starken übernehmen die Lasten der Schwachen, die Gesunden zahlen für die Kranken" langsam aber sicher nicht mehr nachvollziehbar sein. Die Frage an uns alle wäre: Was werden wir tun, sollten die Kosten in unserem Gesundheitssystem explodieren?
Im Hinblick darauf, dass Gesundheitserziehung und Prävention eines Tages einmal hundertprozentig greifen, kann man gleich heute zielgerichtet eine artgerechte Lebensweise anstreben und den philosophischen Gedanken von Sokrates *„der Heilsuchende sollte bereit sein, alles aufzugeben, was ihn krank macht, erst dann ist Heilung möglich"* in die Tat umsetzen. Paracelsus lehrt uns, dass der Mensch alles Wissen und alle Weisheit, die zur Heilung erforderlich sind, in sich trägt.

Halten wir uns gesund, brauchen wir keine Versorgung. Nach dem Resonanzgesetz folgt die Energie der Aufmerksamkeit.

So gesehen würde unser derzeitiges Gesundheitssystem komplett zusammenbrechen, würden wir (die Bevölkerungszahl in der BRD beträgt derzeit knapp über 83 Millionen Menschen – Stand Juni 2019, Quelle: Statistisches Bundesamt) unsere Aufmerksamkeit auf den Wert der Gesundheit und auf die Lebensqualität einer gesunden Lebensweise richten. Zu guter Letzt gäbe es den Kranken nicht mehr. Millionen Menschen würden arbeitslos werden. In Anbetracht der Tatsache, dass die Gesundheitswirtschaft (inkl. Wellness, Gesundheitstourismus etc.) im Jahr 2018 rund 7,6 Millionen Menschen beschäftigte, bleibt meine Spekulation ganz gewiss Spekulation.

(Quelle: https://www.bundesgesundheitsministerium.de/themen/gesundheitswesen/gesundheitswirtschaft/gesundheitswirtshaft-als-jobmotor.html)

Erschreckend ist die Realität, dass die Gesundheitsausgaben in den letzten Jahren stetig gestiegen sind; im Jahr 2017 sage und schreibe die Marke von eine Milliarde Euro pro Tag überschritten haben. (Detaillierte Daten und lange Zeitlinien zu den Gesundheitsausgaben können Sie im Informationssystem der Gesundheitsbericht-erstattung des Bundes abrufen.)

Wollen wir auf unserem Planeten gesund und glücklich leben, dürfen wir die Augen vor diesen bestürzenden Zahlen nicht verschließen. Es bleibt zu hoffen, dass jeder Einzelne sein Schicksal bewusst(er) in die Hand nimmt. Nach meinem Dafürhalten braucht es Selbstreflexion, Einsicht, Achtsamkeit und Gelassenheit und es braucht den Mut zum Handeln.

Der Einsichtsarbeit und der Bereitwilligkeit zur Veränderung gegenüber steht schon die Lösung, dazwischen fließt Zeit.

Ein zuverlässiger Lösungsweg ist das Verstehen des Prinzips von Ursache und Wirkung. Jeder Ursache folgt eine Wirkung, wenn die Ursache erkannt und aufgelöst wird, dann hebt sich auch die dazugehörige Wirkung auf.

Durch bewusste Anwendung des Prinzips von Ursache und Wirkung können wir Zusammenhänge in unseren Lebensumständen sowie auch die Lebenssituation eines anderen Menschen besser verstehen. Dies führt über eine Bewusstseinserweiterung in einen allmählichen Bewusstseinswandel, der wiederum das Bewusstsein für den Wandel bildet.

Die wahre Entdeckungsreise besteht nicht in der Suche nach neuen Landen, sondern im Besitz neuer Augen.

Marcel Proust (1871–1922)

Kapitel II – Selbst-Management

Aus der Praxis für die Praxis

Grüß Gott! Guten Tag! Ich grüße Sie! Herzlich willkommen!

So oder so ähnlich empfangen Sie Ihre Kundin/Ihren Kunden und als Wellness-Spezialist/in sind Sie sich bewusst, dass Sie, beginnend mit der Behandlung – sei es eine Massage, eine Körperübung, oder eine kosmetische Anwendung –, in Resonanz mit Ihrer Kundin/Ihrem Kunden gehen.

Und was bestimmt das sichere Gelingen Ihrer Behandlung? Ihr Wissen, Ihr Können, Ihre Erfahrung, oder Ihr Wohlbefinden?

Vor, während, und vor allem nach einer Behandlung sollen sich beide gut fühlen, derjenige, der die Anwendung bekommt, und der, der die Anwendung gibt. Im besten Fall verlässt die Kundin/der Kunde in vollster Zufriedenheit den Behandlungsraum und empfiehlt Sie wärmstens weiter.

Nun ist es aber im Berufsleben der im Bereich Wellness tätigen Therapeutinnen und Therapeuten wie eben in allen anderen Gesundheitsfachberufen auch so, dass es immer wieder Situationen gibt, in denen sich ein Therapeut zum einen mit dem Gesundheitszustand des Kunden, zum anderen mit der Kundenerwartung konfrontiert sieht. Kunden haben unterschiedliche Ansprüche, Erwartungen und Erfahrungen.

Meine Erfahrung als Wellnessmasseurin war folgende:

Beispiel eines Arbeitsalltags im Bereich Massage[4]

- Ein sehr korpulenter Geschäftsmann, 63 Jahre, erzählt während der Ganzkörpermassage von seinen körperlichen Problemen, schubweisen Schmerzen in den Gelenken, häufigem Sodbrennen, Magenschmerzen und -krämpfen vor allem nach dem Essen.

---

4 Um die Intimsphäre der Personen nicht zu verletzen, habe ich die Fallbeispiele so verändert, dass niemand darin identifiziert werden und sich auch selbst nicht wiederfinden kann.

- Während einer Gesichtsbehandlung klagt die Kundin, 52 Jahre, über Nackenverspannungen mit ausstrahlenden Schmerzen in die Schultern. Manchmal schlafen ihr nachts die Finger ein.
- Die junge Frau, 32 Jahre, wünscht sich, dass sie während der Ayurvedischen Massage abschalten kann und erklärt, dass sie die Trennung von ihrem langjährigen Freund jetzt endlich (Tränen kullern über ihre Wangen) überwunden habe. Zum Einschlafen habe sie Gott sei Dank Schlaftabletten verschrieben bekommen.
- Die nächste Kundin, 48 Jahre, hat eine Hot-Stone-Massage gebucht. Die Therapeutenfrage „Gibt es etwas, das ich wissen sollte?" (diese Frage lässt die Kundin in der Selbstbestimmung) wird verneint. Die Frau fühlt sich wohl und weil sie hier nicht auf ihren kreisrunden Haarausfall angesprochen wird und sie nicht als Patientin betrachtet wird, bucht sie im Anschluss an die Behandlung gleich wieder eine Hot-Stone-Massage für die folgende Woche.
- Kurz vor Mittag erklärt die Abteilungsleiterin, dass Überstunden geleistet werden müssen, weil die Kollegin von der Mittagschicht erkrankt ist. Die Mittagspause muss geopfert werden. Es bleiben nur fünfzehn Minuten zum Essen. Es geht quasi pausenlos weiter. Die Hot-Stones müssen geputzt, die Schmutzwäsche in der Wäscherei abgeliefert, frische Handtücher aufgefüllt werden.
- Der nächste Kunde, ein junger Mann, 26. Jahre, löst einen Massagegutschein ein. Er will nur den Rücken, auf keinen Fall die Arme massiert bekommen. Er verstauchte sich beim Fußball den rechten Arm und ein anschließender Bluterguss ging in eine Schleimbeutelentzündung über, die er zu Hause mit Eisspray behandelt.
- Die folgende Rückenmassage ist für einen 56-jährigen Mann, der sich eine Verbesserung seiner Rückenschmerzen erhofft. Auf Rezept bekommt er in diesem Quartal sowieso keine mehr verschrieben, sagt er.
- Danach will ein Hobbysportler vor allem seine Oberschenkel kräftig durchgeknetet bekommen.
- Außerdem sind für den Spätnachmittag und Abend zwei Fußreflexzonenmassagen, eine Aroma-Ganzkörpermassage und eine Kräuterstempelmassagen angemeldet.

- Ein Gast beschwert sich, seine Neurodermitis sei nach der letzten Ganzkörpermassage schlimmer geworden. Er behauptet, es hätte am Massageöl gelegen, es wäre verdorben gewesen. Er schimpft über die Kollegin, von der er nicht wieder behandelt werden will.
- Die CD im CD-Player bleibt ständig hängen.
- Eine effektive Fünf-Minuten-Pause, geschweige denn eine aktive Muskelentspannung, war bis jetzt völlig ausgeschlossen. „Jetzt nur keine schlechte Laune aufkommen lassen", sagt der vernunftbetonte Therapeut, „schließlich ist bald Feierabend." Bis dahin darf die Arbeitsmotivation nicht flöten gehen, was würden die Kunden sagen.
- Vielleicht hilft der Power-Riegel, die müden Muskeln munter zu machen? Süße Leckereien zwischendurch als Energiesofortlieferanten dürfen, so gesehen, nicht mit Kalorienbomben verglichen werden. Alles Ansichtssache! Spätestens, wenn die Energie in die kompakte Speicherform an Bauch und Hüften übergeht, zeigt sich die „eingezuckerte" Stress-Verarbeitungsgewohnheit.
- Bevor die Feierabendglocke läutet, muss die Schmutzwäsche in die Wäscherei gebracht, der Behandlungsraum aufgeräumt, die Möbel, die Arbeitsutensilien saubergemacht werden. Die Liege muss neu bezogen und mit Kunststoffblumen einladend dekoriert werden. Wellness-Gestaltung ist auch ein Stück optische Wellness, quasi Wohlbefinden für das Auge.

Die unterschiedlichen Aufgaben geleistet, wandern auf dem Nachhauseweg die Gedanken noch einmal an den Arbeitsplatz. Die innere Stimme sagt: Andere Menschen muten mir zu, die Pflege für ihr Wohlbefinden zu übernehmen. Sie tolerieren, von einem ihnen doch fremden Menschen berührt und in die innere Balance geführt zu werden. Ich frage mich, ob das auf längere Zeit gesehen gut geht, wenn ich für sie tue, was sie eigentlich selber tun können und sollen. Ich verfolge diesen Gedanken nicht weiter, will nichts und niemanden ins Recht oder Unrecht stellen, bewerten oder beurteilen.

Nicht nur im Arbeitsalltag fordert das Leben, dass man zum professionellen Jongleur wird.
Auch das Privatleben will ideal ausbalanciert sein. Man will die ungeteilte Aufmerksamkeit auch hier verschenken. Es ist selbstver-

ständlich, dass die Kinder gut erzogen werden, man Zeit mit der Familie und mit sich selbst verbringt, dass man sich perfekt um Haus und Hof, um Hab und Gut, ums Auto, den Körper, den Geist und die Seele kümmert, Sport treibt und Hobbys genießt. Was in den Mainstream-Medien steht, ist wichtig, ein oder zwei Viertele Vino am Abend oder das Feierabend-Bier ebenso, eben eine Gewohnheit, die man nicht missen möchte. Überhaupt seinen Interessen nachzugehen ist wichtig, schließlich verleiht es einem ein Gefühl von Sinn und Bestimmung. Sechs Richtige im Lotto wären fantastisch, mit einem Lottogewinn wäre man in der Lage, sich jeden Traum zu erfüllen.

Kommt Ihnen das hier bekannt vor?

Die Fragen: Wie sieht ein Leben jenseits der vielseitigen Beschäftigungen aus?, Wie sieht es jenseits des Geldbeutels und der Materie aus?, lassen uns Menschen auf einen tieferliegenden Lebenssinn schauen. Ohne Zweifel liegt ein bedeutsamer Sinn in der Befriedigung von unseren Grundbedürfnissen. Können wir jedoch den Lebenssinn auch im Sein sehen?

Trotz Work-Life-Balance-Bewegung ist es in unserer Gesellschaft immer noch in, gestresst zu sein, und wenn die Stresserträglichkeitsgrenze erreicht ist, dann ist es in, sich gelöst vom Alltag und heraus aus beruflichen und familiären Belastungen, weg vom Terminkalender und Telefon, in ruhiger und entspannter Atmosphäre ein Wohlfühlprogramm zu gönnen.

Ich machte die Erfahrung, dass einzelne Kunden auch ihr Herz ausschütten und/oder eine medizinische Massage wollen. Massagen zum Abbau ihres oft unklaren Leidensdrucks nehmen stressbelastete und auch stressgeschädigte Menschen und auch solche, die nicht im Bereich der Stressbelastung liegen, in Anspruch. Wenn man nie hinter die Kulissen geschaut hat, würde man das nicht vermuten. In den Jahren, in denen ich in einem Wellnessbetrieb tätig war, habe ich den gesunden, zufriedenen, froh gelaunten Gast nicht angetroffen – jedenfalls nicht in der Massagekabine.

Fakt ist: Wer zufrieden ist, ist entspannt und wer entspannt ist, braucht keine Behandlung. Zufrieden zu sein hat mit Wohlbefinden zu tun. Wohlbefinden hat damit zu tun im Moment sein zu können und im Moment sein ist ein Zustand der vollkommenen inneren und äußeren Harmonie. Eine weitere interessante Erfahrung war, dass Therapeuten (ich auch) immer wieder mal mit Feierabendfrust, anstatt mit Feierabendlust, das Haus verlassen haben. Wo ist die innere Freude geblieben? Wurde ihre (meine) Arbeitskraft viel zu sehr in Anspruch genommen?

Jedenfalls, wenn das Phänomen der Übertragung nicht bekannt ist, wird die Arbeitskraft im wahrsten Sinne des Wortes doppelt in Anspruch genommen. Dienstleister im Bereich Wellness setzen sich einem immensen Energieaustausch aus.

Es ist wichtig, sich immer wieder vor Augen zu führen, dass im Rahmen der Behandlungsmethoden, die an der Körperdecke ansetzen, lebendige Begegnungen zwischen dem Behandler und dem zu Behandelnden nicht nur äußerlich über den Körper, sondern auch innere emotional-seelische Berührungen stattfinden. Masseure bleiben von den Gefühlen, Erwartungen, Fantasien, Wünschen, Ängsten, die ihnen die zu Behandelnden (bewusst oder unbewusst) entgegenbringen, nicht unberührt. Ebenso verhält es sich mit dem Phänomen der Projektion.

... [*Die Projektion ist der Versuch, die eigenen unakzeptablen und beängstigenden Wünsche und Gedanken anderen anzulasten.*] ...

(Ernst, H. / Nuber, U., Stichwort Psychotherapie, Heyne Sachbuch Nr. 19/4006; Seite 19)

Fakt ist: Alle Beziehungsmuster werden in jeder aktuellen Beziehung bewusst oder unbewusst reaktiviert.

Wellnessmasseure kommen ihren Kunden sehr nah. Sie spenden Zuwendung, ungeteilte Aufmerksamkeit, liebevolle Berührung. Sie sind in die Verantwortung genommen stets ein Auge auf das eigene energetische Gleichgewicht zu haben, was das Mekka der persönlichen Gesundheit und Leistungsfähigkeit ist. Auf die innere Stimme hören, Selbstfürsorge, Selbstachtung und Selbstliebe, sind die allerwichtigsten Gesundheitsmittel.

Nun kann es im Bereich Wellness wie eben auch in anderen Berufssparten durchaus vorkommen, dass ein Therapeut, eine Therapeutin, das Fingerspitzengefühl für die eigene Gesundheit vernachlässigt, er/sie zu wenig auf das eigene Wohlbefinden achtet, die Gesundheitsmittel hintenangestellt werden.

Wenn man tagein, tagaus, von einem Termin zum andern eilt, man im Arbeitsablauf jede Minute einsparen möchte (oder muss) und sich keine Pausen genehmigt (oder Pausen nicht genehmigt werden), dann werden früher oder später die Nerven blank liegen. Nach dem Motto zuerst der Kunde, dann ich, wird hier das Kunden Wohlbefinden über das eigene Wohlbefinden gestellt.

Vorausgesetzt, dass man Tag für Tag den Anspruch hat, den Kunden besser als sich selbst behandeln zu müssen, steht die gesunde Kunden-Therapeuten-Beziehung nicht im richtigen Verhältnis. Will man in jeder Hinsicht kompetent und perfekt sein und hat dennoch das Gefühl, nie gut genug zu sein, wird man früher oder später Probleme mit der eigenen Gesundheit bekommen.

Ausgerechnet da, wo sich Arbeit um die Förderung und Stärkung der Gesundheit dreht, werden Menschen krank. Nicht selten sind Dienstleister im Tätigkeitsbereich Massage körperlich und seelisch stark belastet. Sie leiden unter Rückenschmerzen, haben Schulter-Nacken-Verspannungen, Entzündungen im Handgelenk, in den Fingern – um nur die typischen Beschwerdebilder zu nennen. Manche leiden unter Zeitdruck, weil die Behandlungen sehr eng terminiert sind, Erholungspausen sind rar. Es wird oft bis spätabends gearbeitet sowie Wochenend- und Feiertagsarbeit geleistet. Wenn andere Feierabend und Freizeit haben, sind sie im Einsatz.

Nicht selten berichten mir befreundete Wellnessmasseurinnen, dass die Möglichkeit, bei organisatorischen Angelegenheiten mitzuwirken oder eigene Vorschläge umzusetzen, unbefriedigend sei. Wer wochenlang permanent volles Programm hat, wird (spätestens, wenn die Leistungsfähigkeit nachlässt, körperliche und seelische Beschwerden überhandnehmen) eine (Wellness-)Auszeit anstreben, Atem holen vom Stress des Alltags, neue Energie tanken, das eigene Wohlbefinden wiederfinden wollen.

Die Wellness-Alchemie-Message ist:
Sollte in Ihrem (Arbeits-)Alltag eine Auszeit notwendig geworden sein, dann ist „jetzt" die Möglichkeit gegeben, sich vorrangig um sich selbst zu kümmern, die Beziehung zu den inneren Kräften, zum inneren Alchemisten wiederherzustellen.
Zweitrangig sind die Renovierungsmaßnahmen, die Mittel und Kontaktwege, die Sie dafür auswählen. Was zählt, ist die geistige Umgestaltung.

Das menschliche Energiesystem

Verwendete Literatur: Dr. med. Eric Berne, Psychoanalytiker, Psychiater: A Layman's Guide to Psychiatrie and Psychoanalysis, Verlag Simon and Schuster, New York / Deutsch Übersetzung von Wolfram Wagmuth: Sprechstunden für die Seele, Psychiatrie und Psychoanalyse verständlich gemacht, Lizenzausgabe für die Mitglieder des Deutschen Bücherbundes Stuttgart, Hamburg, München, Rowohlt Verlag GmbH.

In seinem Buch *Sprechstunden für die Seele* schreibt Herr Dr. Berne (in der Vormerkung auf Seite 15): ... [*Dieses Buch verfolgt das Ziel, das dynamische Wirken des menschlichen Geistes für alle diejenigen verständlich zu machen, die mehr daran interessiert sind, das Wesen des Menschen zu begreifen, als daran, große Worte zu machen oder genormte Definitionen auswendig zu lernen.*] ...

Dass ich dieses Buch 1999 zu lesen bekam, war eine Fügung des Schicksals oder ein Geschenk des Himmels. Ich war damals neununddreißig Jahre alt, verheiratet, glückliche Mama, meine Töchter ein Segen des Himmels. Zudem war ich im neunzehnten Berufsjahr in einer Radiologischen Abteilung in einem Kreiskrankenhaus tätig. An und für sich hätte ich noch weitere Jahre dort arbeiten können. Meine Tätigkeit war spannend und abwechslungsreich, das Arbeitsklima war kollegial und auch freundschaftlich.
Alles andere als kooperativ gestaltete sich im Lauf der Jahre das Kli-

ma in meiner Ehe. Was als entspanntes Zusammenkommen begann, über viele schöne gemeinsame Jahre der Gunst der Liebe und Zuneigung geweiht war, endete als kräftezehrendes Schattenboxen. Scheidung, Ortswechsel, Arbeitslosigkeit waren die Folge.

Erst nachdem ich das Buch von Berne (mehr als einmal) gelesen hatte, ich das menschliche Energiesystem begriffen und auch die unbewussten seelischen Wechselvorgänge und Verflechtungen zweier Menschen in einer Paarbeziehung verstanden hatte, veränderte sich mein Leben tiefgreifend. Damit nicht genug. Das Ablegen alter ungesunder Gewohnheiten und das Erarbeiten der Aufrechterhaltung meiner Verbundenheit mit der Gegenwärtigkeit begünstigten schließlich gnadenvolle Transformationsprozesse. Rückblickend kann ich sagen, dass meine leidvollen Erfahrungen und mein Aufbruch nach innen das Wesentliche in mir zum Vorschein gebracht hat: mich selbst.

In dem folgenden Abschnitt wird das menschliche Wesen (nicht zu verwechseln mit dem wesenhaften Menschen!) als eine Art Energiesystem verstanden.

Mögen auch Ihnen die Informationen über das menschliche Energiesystem zum besseren Verständnis ihrer selbst und anderer Menschen verhelfen. Organismisch komplizierte Vorgänge sind klar und so einfach wie möglich dargestellt.

In den letzten Jahrzehnten eröffneten wissenschaftliche Forschungen und technische Möglichkeiten grandiose Erkenntnisse über den außerordentlich komplexen menschlichen Körper. Wenn es aber um die Weisheit des Körpers geht, um seine Intelligenz, um seine Anpassung an die jeweiligen Gegebenheiten, um seine phänomenale Kreativität, dann kommt hier doch das noch ungelöste Rätsel der Schöpfung selbst ins Spiel.

Zweifellos wissen wir alle, dass der Mensch seiner Struktur nach aus verschiedenen Arten von Zellgewebe besteht, der Körper aus anatomischer Sicht so aufgebaut ist, dass mit minimalem Aufwand das maximale Ergebnis erzielt werden kann, der Körper Erfahrungen organisiert, reguliert und erinnert.

Um eine Vorstellung für die physiologische Organisation zu bekommen, auf der unser psychisches Erleben basiert, müssen wir zwei Systeme, die wesentliche Funktionsprozesse steuern, etwas näher unter die Lupe nehmen: das Nervensystem – vorrangig das vegetative oder autonome Nervensystem (ANS) – und das endokrine System. Beide stehen in engem Zusammenhang. Sie wirken bei der Überwachung und Regulierung der vielfältigen Körperfunktionen zusammen. Sie sind für den Erhalt der physiologischen Stabilität des Körpers, seiner Homöostase (damit ist die selbstgesteuerte Gleichgewichtsregulierung der gesamten innerorganisch-physiologischen Prozesse gemeint), zuständig.

Die Rolle der Hormondrüsen und des vegetativen Nervensystems

Berne schreibt:
… [*Menschliche Energie kennen wir in zwei Formen: körperliche Energie und geistig-seelische Energie - ähnlich kann man bei der Fortbewegung eines Autos feststellen, dass die dazu benötigte Energie teils vom Wagen und teils vom Fahrer stammt.*
Die Hormondrüsen üben einen starken Einfluss darauf aus, wie rasch die körperliche Energie verbraucht wird und für welchen Zweck sie eingesetzt wird.] …
(Berne, E: Sprechstunden für die Seele, 1972; Seite 30)

Bewegungsenergie beziehungsweise Energieträger sind die energiereichen Phosphatverbindungen Adenosin Tri Phosphat (ATP) und Kreatin Phosphat (KP), außerdem Glykogen und Fett. Wann und wie die gespeicherten Energien umgesetzt werden, hängt von der Art und Dauer einer Belastung ab. ATP und KP sind schnell verfügbar, stehen aber nur begrenzt zur Verfügung. Bei länger andauernder Belastung wird der Körper durch den Abbau von Glucose beziehungsweise Fettsäuren versorgt.
Exokrine Drüsen, die ihr Sekret über einen Ausführungsgang an eine innere oder äußere Körperoberfläche abgeben, sind die Zirbeldrüse, die Hypophyse (die vom Hypothalamus gesteuert wird), die Schilddrüse und Nebenschilddrüse, die Thymusdrüse, die Nebenniere und die Geschlechtsdrüsen (Ovar, Hoden).
Der Hypothalamus ist das übergeordnete Koordinationszentrum

der vegetativen Funktionen (Kreislauf, Nahrungsaufnahme, Stoffwechsel, Wasserhaushalt, Körpertemperatur). Er wird beeinflusst von Körper- und Außenwelteindrücken, Außenweltveränderungen. Eine Art Schnittstelle zwischen dem endokrinen System (das seine Stoffe ohne Ausführungsgänge direkt ins Blut abgibt) und dem Nervensystem bildet die Hypophyse. Zusammen mit dem Hypothalamus steuert die Hypophyse das vegetative (autonome) Nervensystem, das unwillkürliche motorische Funktionen regelt, also solche, die nicht willentlich steuerbar sind und die unbewusst ablaufen. Impulse, die vom Zentralnervensystem kommen, werden vom ANS zur glatten Muskulatur, zum Herzmuskel und zu den Drüsen weitergeleitet. Es steuert folglich vor allem die Funktion der inneren Organe: Blutgefäße, Bronchien, Herz- und Herzkranzgefäße, Drüsen der Magen- und Darmschleimhaut, Leber Bauchspeicheldrüse, Darm.

Hormone, die die Hypophyse ausschüttet, regen die Schilddrüse und die Nebenniere zu eigenständiger Hormonproduktion an.

Hormone, die die Schilddrüse produziert, sind die Schilddrüsenhormone T3 (Trijodthyronin) und T4 (Tetrajodthyronin oder Thyroxin). Diese Hormone sind maßgebend und entscheidend für die Stoffwechsellage des Organismus. Darüber hinaus beeinflussen sie zahlreiche Körperfunktionen.

Vereinfachend lässt es sich am Beispiel Auto erläutern: … [*Die Schilddrüse fungiert sozusagen als Gashebel und bestimmt, ob ein Mensch mit hoher oder geringer Geschwindigkeit agiert.*] …
(Berne, E: Sprechstunden für die Seele, 1972; Seite 30/31)

Die Stresshormone Adrenalin und Noradrenalin werden im Nebennierenmark gebildet.

Die lebenswichtigen Hormone Cortisol, Aldosteron und DHEA werden in der Nebennierenrinde gebildet.

… [*Wenn wir die Schilddrüse mit einem Gashebel vergleichen, so können wir die an den oberen Nierenpolen aufliegenden Nebennierendrüsen mit Raketenzündern vergleichen. Benötigen wir einen zusätzlichen Schub, dann setzen die Nebennierendrüsen plötzlich einen riesigen Energievorrat frei. Das geschieht meist dann, wenn wir kämpfen oder rasch laufen müssen; die Nebennieren sind die Drüsen, die uns aktionsfähig machen, wenn wir zornig sind oder Angst haben.*] …
(Berne, E: Sprechstunden für die Seele, 1972; Seite 31)

... [Auch die Geschlechtsdrüsen wirken auf die Energieleistung ein; die von ihnen freigesetzte Energie trägt, ähnlich wie bei den Nebennieren, dazu bei, Kraft für besondere Zwecke bereitzuhalten.] ...
(Berne, E: Sprechstunden für die Seele, 1972; Seite 32)

Hormone, die die weiblichen Keimdrüsen produzieren, sind: Östrogene und Progesterone.
Hormone, die die männlichen Keimdrüsen produzieren, sind: Androgene (vor allem das Testosteron). Diese Hormone (Botenstoffe) sind nicht nur für die Fortpflanzung wichtig, sondern auch an vielen anderen Stellen des Körpers.

Ungesunde Lebensumstände können folgenschwer aufs Energiesystem einwirken

Unter idealen Lebensbedingungen befindet sich das menschliche Energiesystem ungehindert im Fluss. Das ANS mit seinen sympathischen und parasympathischen Zweigen (siehe Seite 103-105) balanciert sich ungehindert aus, dementsprechend setzen die Drüsen optimal Energie frei. Der menschliche Geist bestimmt, für welchen Zweck die frei gewordene Energie eingesetzt wird, sodass das autonome Gleichgewicht erhalten bleibt. Der Mensch erfährt sich stark, präsent, entspannt und wohl. Er hat das Gefühl der Sicherheit beziehungsweise der Freiheit von Angst.
Im Gegensatz kommt es aufgrund problembehafteter Lebensbedingungen mitsamt der breiten Palette an unphysiologischen Anforderungen ans Nervensystem dazu, dass der optimale Aufrechterhalt der Homöostase aus dem Gleichgewicht gerät, Funktionsprozesse des Regelkreises zwischen Hypothalamus, Hormon und Nervensystem gestört werden, in Folge ein Symptom sich entwickeln kann.
Die Redewendung „Das Leben ist kein Ponyhof" hört man immer wieder. Gemeint ist damit, dass es unangenehme Konfrontationen gibt, die man in aller Regel möglichst schnell hinter sich bringen will. Zum Beispiel, wenn vom Arbeitgeber die Kündigung ausgesprochen wird, man einen Job nicht bekommt, ein geplantes Projekt nicht gelingen will, wenn der geliebte Partner sich trennt oder der geplante Urlaub ausfällt und so weiter.
Stehen wir solchen Situationen gegenüber, dann sind wir nicht sel-

ten entrüstet, zornig oder ängstlich. Wir können nicht angemessen reagieren, eben erst einmal nichts gegen die missliche Lage unternehmen, dann sind wir (unser Energiesystem) auch nicht in der Lage, die damit einhergegangene (Ärger-, Angst-)Energie zu verbrauchen.
… [*Nun muss aber mit dieser Energie irgendetwas geschehen, und da der normale Ausdrucksweg blockiert ist, wirkt sie sich unter Umständen auf die Herzmuskulatur oder andere innere Organe aus und löst Herzklopfen oder unangenehme Empfindungen aus. Jedenfalls kann sich die zusätzliche Energie nicht einfach in Nichts auflösen; wird sie nicht durch Kämpfen oder rasches Laufen bzw. durch Herzklopfen oder durch Kontraktionen anderer innerer Organe aufgebraucht, dann wird sie, wie wir noch sehen werden, aufgespeichert, bis sie eine direkte oder indirekte Ausdrucksmöglichkeit findet.*] …
(Berne, E: Sprechstunden für die Seele, 1972; Seite 31)

Ausdrucksmöglichkeiten, Ausdrucksformen haben viele Gesichter, ihnen muss eine Aktion vorausgehen.
… [*Für jede wirksame Aktion zur Erreichung eines bestimmten Ziels ist das Gehirn eine unerlässliche Voraussetzung.*] …
(Berne, E: Sprechstunden für die Seele, 1972; Seite 33)

Die Rolle des Gehirns

Wenn einer mit Vergnügen zu einer Musik in Reih und Glied marschieren kann, dann hat er sein großes Gehirn nur aus Irrtum bekommen, da für ihn das Rückenmark schon völlig genügen würde.
Albert Einstein (1879–1955)

Das Gehirn steuert alle lebenswichtigen Körperfunktionen, es ist die Zentrale des Nervensystems.
Im Grunde gibt es nur ein einziges Nervensystem, jedoch kann man es strukturell in das Zentralnervensystem und in das periphere Nervensystem gliedern. Funktionell umfasst das periphere Nervensystem einen afferenten, sensorischen Zweig und einen efferenten, motorischen Zweig. Dieser motorische Zweig ist wiederum untergliedert in das somatische (willkürliche) Nervensystem und in das autonome (unwillkürliche) Nervensystem.

Alle dem Bewusstsein und dem Willen unterworfenen Vorgänge (insbesondere die Bewegung, die willkürliche und auch die reflektorische Motorik) werden von dem somatischen Nervensystem gesteuert. Vom autonomen Nervensystem werden wie oben schon erwähnt die Funktionen geregelt, die nicht willentlich steuerbar sind. Den Gehirnzellen sind neben der Koordination vieler verschiedener Bewegungen und der Wahrnehmung und Reaktion auf Sinneseindrücke auch Fähigkeiten wie das Denkvermögen, das Lernen, das Zahlen- und Sprachverständnis, die Merkfähigkeit, die Konzentrations- und Aufmerksamkeit zuzuschreiben.

Bekannt oder unbekannt? Gut oder schlecht? Harmlos oder gefährlich?
Eine wesentliche Rolle unseres Gehirns ist es, Informationen sowohl aus dem eigenen Körper als auch aus der Umwelt zu registrieren. Weil unser Nervensystem sich auf der Basis unserer Erfahrungen entwickelt, werden die registrierten Informationen mit alten vertrauten Erfahrungen abgeglichen, bewertet und in teils unwillkürlichen, teils in bewusst gesteuerten Abläufen in Verhalten umgesetzt.

Tun oder Nichttun? Aussprechen oder sich in Schweigen hüllen? Handeln oder sich zurückhalten?
Jeder Mensch kennt psychische Belastungssituationen, in denen seine Handlungsfähigkeit – aus welchen Gründen auch immer – blockiert ist, seine Handlungsweise nicht gutgeheißen, seine Bemühungen geringgeschätzt und/oder sabotiert werden. Das ist frustrierend und hat negative Auswirkungen auf das menschliche Energiesystem.

Berne erklärt: … [*Das Leben ist voller großer und kleiner Ärgernisse: innere und äußere Frustrationen drohen die Menschen ständig an der Befriedigung ihrer Bedürfnisse zu hindern und verstärken auf diese Weise die inneren Spannungen und Angstzustände. Nicht die Ereignisse selbst sind entscheidend, sondern ihre Auswirkung auf die mögliche Wunscherfüllung.*] …
(Berne, E: Sprechstunden für die Seele, 1972; Seite 67)

Der verhinderte Aufrechterhalt der Homöostase hat dann zur Folge, dass das Energiesystem einen inneren Entlastungsweg zu Hilfe nehmen muss, die Lösung von Spannungen auf einen späteren Zeitpunkt verschieben muss.

Dazu schreibt Berne, ... [*dass die sich für das menschliche Energiesystem ergebende Notwendigkeit, die Lösung von Spannungen gelegentlich zu verschieben, die Ursache für eine Reihe interessanter Phänomene ist.*] ...
(Berne, E: Sprechstunden für die Seele, 1972; Seite 66)
... [*Beim Menschen macht sich eine aus dem Gleichgewicht geratene Energie oder Spannung sowohl physisch als auch psychisch bemerkbar. Psychisch manifestiert sie sich in einem Gefühl der Ruhelosigkeit und Angst. Dieses Gefühl entsteht aus dem Verlangen heraus, nach etwas zu suchen, das in der Lage wäre, das gestörte Gleichgewicht wiederherzustellen und die Spannung zu lösen. Ein Verlangen dieser Art bezeichnet man als Bedürfnis.*] ...
(Berne, E: Sprechstunden für die Seele, 1972; Seite 65/66)
Letztendlich ist es für jeden Menschen eine Aufgabe, seine ... [*Bedürfnisse zu befriedigen, ohne dabei in Konflikt mit sich selbst, mit anderen Menschen oder mit der Umwelt zu geraten.*] ...
(Berne, E: Sprechstunden für die Seele, 1972; Seite 67)

Wenn das Energiesystem unter Dampf steht

Einen inneren Entlastungsweg in Kauf zu nehmen, die Lösung von verstärkten Spannungen vor sich herzuschieben und Energie zu speichern, dazu ist unser Energiesystem demnach durchaus imstande. Das hat allerdings seinen Preis. Ein Ungleichgewicht (sei es ein übermäßiger Anstieg oder ein Abfall über die jeweiligen Grenzwerte hinaus), das auf normalem Weg nicht ausgeglichen werden kann, stellt für das gute Funktionieren des Energiesystems eine Bedrohung dar. Es kommt zu einer direkten Veränderung der gesamten Körperchemie. Die Arbeitsweise des Immunsystems ändert sich, die chemische Zusammensetzung des Blutes wird anders, es werden Botenstoffe im Gehirn verändert, die Einfluss auf die Kommunikation zwischen den Zellen haben. Auf die aufgestauten Spannungen, die physiologisch nicht mehr abgebaut werden konnten, reagiert das unbewusste natürliche Kräftesystem sprichwörtlich mit verschiedenerlei Verspannungen und es können Jahre vergehen, bis es ein Ventil zum Dampf ablassen (Spannungsentladung) gefunden hat.

Spannungen suchen Befriedigung

Berne schreibt: ... [*Die Spannungen im Unbewussten sind »unerledigte Angelegenheiten«, da sie noch nicht befriedigt worden sind. Sie verschwinden nicht, bevor sie befriedigt werden, und streben ständig nach vollständiger oder partieller Befriedigung durch ihre eigentliche Ziele und Objekte oder durch Ersatzziele und Ersatzobjekte.*] ...
(Berne, E: Sprechstunden für die Seele, 1972; Seite 150)
... [*Das Hauptproblem des menschlichen Wesens ist das gleiche wie das Problem jedes anderen Energiesystems: es besteht darin, für die Entladung von Spannungen den Weg des geringsten Widerstands zu »finden«.*] ...
(Berne, E: Sprechstunden für die Seele, 1972; Seite 73)
... [*Da das Unbewusste ein natürliches Kräftesystem ist, kümmert es sich automatisch um alle diese Spannungen gleichzeitig, ohne dass es dazu irgendwelcher Überlegungen bedarf;*] ...
(Berne, E: Sprechstunden für die Seele, 1972; Seite189/190)

Wenn das Energiesystem unter Zuhilfenahme eines Symptoms Dampf ablässt

Psychische Kräfte, die zusammenwirken und den Weg des geringsten Widerstands gehen, drückt der Körper in einem Symptom aus. Andersrum: Was sich als körperliches Symptom manifestiert, ist die sichtbare Wiedergabe eines unsichtbaren Prozesses.

Berne schreibt: ... [*dieses Symptom ist das automatische Ergebnis aller zu einem bestimmten Zeitpunkt einwirkenden Umstände;*] ...
... [*Wir können diese Voraussetzung für ein Symptom auch erklären, indem wir sagen, ein Symptom ist ein Abwehrmechanismus gegen das Bewusstwerden bestimmter Triebansprüche, während gleichzeitig eine gewisse Befriedigung durch das Symptom erfolgt. Ein Symptom ist also a) ein Abwehrmechanismus und b) der symbolische oder indirekte Ausdruck einer Wunschregung des Es.*] ... (der unbewussten Struktur des Menschen – Anm. Aut.).
(Berne, E: Sprechstunden für die Seele, 1972; Seite 190)
Im Grunde genommen ist es falsch, zu behaupten, der Körper sei krank, wenn er ein Symptom ausdrückt. Denn das, was sich als körperliches Symptom manifestiert, ist nur die sichtbare Wiedergabe eines unsichtbaren Prozesses. Ein Signal also, dass etwas nicht in Ordnung ist, die innere Harmonie gestört ist. Notgedrungen verlangt ein solches Signal nach Aufmerksamkeit, nach Interesse, nach Energie. Kurzum, es erfordert unsere Hinwendung.
Ich bin mir ganz sicher, es gibt nur zwei Möglichkeiten, mit einem Symptom umzugehen (gemeint sind diejenigen Ausprägungen (Symptome), wie sie hinsichtlich ihrer Entstehung vorneweg beschrieben sind).

1. Man erlebt die Disharmonie als Störung, die von außen kommt. Man will diese Störung so schnell wie möglich beheben. Es beginnt eine therapeutische Odyssee gegen das Symptom.
2. Man erlebt die Disharmonie als eine Herausforderung, tief in sich hineinzuschauen, um zu verstehen, was einem das "Signal" zu sagen hat, welche Information sich hinter dem (Krankheits-) Symptom verbirgt. Man ist gewillt, die unterdrückten Energien sich verwirklichen zu lassen.

Das Symptom und die Rolle der Muskeln

In den 1930er Jahren entwickelte Wilhelm Reich (1897–1957) die Lehre der Charakteranalyse, eine Diagnose und Therapiemethode, die sich vor allem mit dem körperlichen Ausdruck seelischer Konflikte befasst. Reich erkannte grundlegende Zusammenhänge zwischen psychischen und somatischen Strukturen, zwischen Charakterstrukturen und muskulären Verhärtungen (sog. Muskelpanzern). … [*Unterdrückte Gefühle, innerpsychische Konflikte, psychische und körperliche Verletzungen in der Kindheit – alle seelischen Beeinträchtigungen finden ihren körperlichen Ausdruck, werden vor allem in Verspannungen der Körpermuskeln erkennbar. Im Körper materialisiert sich buchstäblich die psychische Situation eines Menschen. Seine Haltung, sein Muskeltonus, Schlaffheit und Verspannungen – sie machen für das geübte Auge des Körpertherapeuten deutliche Aussagen über die psychische Situation und möglicherweise verschüttete oder abgeschnürte Lebensenergien.*] …
(Ernst, H. / Nuber, U., Stichwort Psychotherapien, Heyne Sachbuch Nr. 19/4006; Seite 32)

Die einzelnen Sequenzen und Informationen über das hochkomplexe menschliche Energiesystem sind für unseren Zweck auf das Nötigste zurechtgeschnitten und in einem überschaubaren Rahmen verständlich gehalten (Bernes Buch hat 346 Seiten). Nichtsdestotrotz liefert der Abschnitt über das menschliche Energiesystem ein grobes Verständnisraster, um einen Eindruck darüber zu gewinnen:

1. Wie, beziehungsweise dass psychische Vorgänge von einem funktionsfähigen Organismus abhängig sind. Umgekehrt können psychische Prozesse einen starken Einfluss auf den Körper ausüben. Der Körper-Geist-Seele-Aspekt der menschlichen Lebensfunktionen nicht als etwas voneinander Getrenntes oder Unterschiedenes angesehen wird.
2. Wie es im menschlichen Energiesystem zur Symptombildung kommt.
3. Dass es aus dem Blickwinkel des inneren Milieus, der Selbstregulation zu Spannungsreduktionen kommt, wenn Bedürfnisse befriedigt werden.

Aber was, wenn Bedürfnisse nicht befriedigt werden?
Es liegt auf der Hand: Wenn elementare menschliche Grundbedürf-
nisse wie Hunger, Durst, Kontakt, nicht befriedigt werden, kann der
Mensch nicht überleben.
Wenn sowohl physiologische Bedürfnisse als auch Liebe, Sicherheit,
Zugehörigkeit, Bestätigung und Wertschätzung ungenügend befrie-
digt werden, können Selbstverwirklichungsprozesse in hohem Maße
chaotisch verlaufen.
Hängt ein Mensch im Bedürfnisdefizitchaos fest, ist einleuchtend:
Ein solcher Umstand kann ihn anfällig für Ersatzobjekte machen
und eventuell zu mehr als einer Abhängigkeit an Situationen führen,
an die (eine) mögliche Befriedigung(en) geknüpft wird/werden.
Von den Autoren Legewie und Ehlers inspiriert, habe ich aus ihrem
Buch *Knaurs moderne Psychologie* die fünfstufige Bedürfnis-Hierar-
chie nach Abraham Maslow entnommen und im folgenden Abschnitt aufgeführt.

Angeborene Bedürfnisse des Menschen (nach Abraham Maslow)

Abraham Maslow (1908–1970) war ein US-amerikanischer Psychologe. Er ging davon aus, dass der Mensch von Natur aus gut ist und
sich selbst entfaltet.
Maslow beschreibt menschliche Bedürfnisse und Motivationen, die
sich hierarchisch organisieren (bekannt als Bedürfnispyramide).

… [*Maslow unterscheidet insgesamt fünf Arten von Bedürfnissen:*
* *Physiologische Bedürfnisse nach Luft, Wärme, Flüssigkeit, Nahrung,
Schlaf, Raum, Bewegung und Sexualität.*
* *Sicherheitsbedürfnisse nach Stabilität, Geborgenheit, Schutz, Angst-
freiheit, Struktur, Ordnung und Grenzen.*
* *Bedürfnisse nach Zugehörigkeit wie Liebe, Zuneigung und Freund-
schaft.*
* *Bedürfnisse nach Achtung wie z.B. Stärke, Leistung, Kompetenz,
Aufmerksamkeit, Anerkennung, Wertschätzung, Status und Ruhm.*
* *Bedürfnisse nach Selbstverwirklichung und Sinnfindung.*

Die Bedürfnisse der höheren Stufen können immer erst dann befriedigt werden, wenn die vorhergehenden Bedürfnisse nicht nach Erfüllung drängen.] ...

... [Maslows Gedanken wurden von dem israelischen Soziologen Seev Gasiet weitergeführt (1981),] ...

... [Gasiet weist darauf hin, dass die grundlegenden Bedürfnisse dem Menschen nur teilweise bewusst sind: »... da die Bedürfnisse verdrängt und unterdrückt werden und unter Umständen einfach unbeachtet bleiben können, sind sich die Menschen ihrer objektiv bestehenden Bedürfnisse stets nur teilweise und lückenhaft bewusst.«

Ins Bewusstsein drängen diese jedoch oft in Krisensituationen.

Jedes längeranhaltende Fehlen von Möglichkeiten, Grundbedürfnisse zu befriedigen, führt zu schweren Störungen der körperlich-seelischen Gesundheit.] ...

(Legewie, H. / Ehlers, W.: Knaurs moderne Psychologie, 1994; Seite 241/242)

Der Mensch zeigt in seinem eigenen Wesen einen Drang in Richtung auf das immer vollere Sein, auf immer vollendetere Verwirklichung.

Maslows Zitat lässt uns ahnen, dass er ein Mitbegründer der Humanistischen Psychologie war. Die Humanistische Psychologie stellt die Selbstverwirklichung ganz in den Mittelpunkt.

... [Humanistische Therapien gehen davon aus, dass jeder Mensch im Grunde weiß, was gut für ihn ist. Er braucht keinen »allwissenden« Therapeuten, der ihm sagt, was mit ihm los ist, er braucht nur Stütze und Hilfe auf dem Weg der Selbstfindung. Grundannahmen der Humanistischen Therapien: Jeder Mensch hat tief in sich eine Lebendigkeit, die im Therapieprozeß befreit werden kann. Ziel soll es sein, dem Menschen zur Selbstverwirklichung zu verhelfen, seine Kreativität und seine Fähigkeiten zu fördern, damit er frei und ohne innere Blockaden seine Bedürfnisse erfüllen kann. Wesentliches Element der meisten Humanistischen Therapien (mit Ausnahme der Gesprächstherapie) ist die Arbeit mit dem Körper. Er gilt als der Ort der Gefühle; in der Arbeit mit ihm kann Unbewusstes bewusst werden. Die Forderung, »im Hier und Jetzt« zu leben, ist zum geflügelten Wort der Humanistischen Therapie geworden.] ...

(Ernst, H. / Nuber, U., Stichwort Psychotherapie, Heyne Sachbuch Nr.19/4006; Seite 27/28)

Noch zu erwähnen wäre, dass unter der Rubrik „Humanistische Therapien" sich viele unterschiedliche Therapieformen vereinen.

... [*Zur Humanistischen Psychotherapie gehören:*
*   *Gesprächspsychotherapie, Klientenzentrierte Psychotherapie*
*   *Gestalttherapie*
*   *Emotionsfokussierte Therapie Einzeltherapie und Paartherapie*
*   *Körperpsychotherapie*
*   *Transaktionsanalyse*
*   *Existenzanalyse*
*   *Logotherapie*
*   *Humanistisches Psychodrama*
*   *Integrative Therapie*
*   *Positive Psychotherapie*
*   *Psychosynthese*] ...

(https://de.wikipedia.org/wiki/Humanistische_Psychotherapie)

Die Wellness-Alchemie-Message ist:
Wenn eine Verspannung über den Menschen verfügt, anstatt der Mensch über eine aktive Entspannungsmethode (die nicht nur in die Schmerzfreiheit führt, sondern Fehlhaltungen und Widerstände bewusst macht), und/oder wenn die Kommandozentrale außerhalb des eigenen Hirns Befehle erteilt, dann ist das Gesundheitsbewusstsein nicht gegenwärtig, das Selbstgefühl angeknackst und die Lebensqualität beeinträchtigt.

Stationen auf dem Weg hin zur Neuausrichtung

Stehen bleiben: es wäre der Tod; nachahmen: es ist schon eine Art Knechtschaft;
eigene Ausbildung und Entwicklung: das ist Leben und Freiheit.
Leopold von Ranke (1795–1886)

Erkenntnisse

Was sich als körperliches Symptom manifestiert, ist die sichtbare Wiedergabe eines unsichtbaren Prozesses.
… [*Allen Körpertherapien ist eine ganzheitliche Betrachtungsweise gemeinsam. Körper und Psyche werden nicht als getrennte Einheiten betrachtet, sondern als Ganzes.*] …
Jeder Gedanke ist Energie und hat unmittelbare Wirkung auf den (resonanzfähigen) Körper, der die Schwingung verarbeitet. In der Körpersprache wird die gedankliche Welt sichtbar.
… [*Gefühle, die jemand nicht in Worte fassen kann, drücken sich im Körper »symbolisch« aus*] …
(Ernst, H. / Nuber, U., Stichwort Psychotherapien, Heyne Sachbuch Nr. 19/4006; Seite 33)
Die äußeren Verhältnisse sind das exakte Spiegelbild und die sichtbare Auswirkung der inneren Haltung.

Die Sinnfrage

Die Frage nach dem Sinn (Sinn als Synonym zu Bedeutung) taucht immer dort auf, wo es um menschliche Belange geht, wo der Mensch durch seine Willenskraft einer Sache eine Bedeutung gibt, die Sache für ihn eine Bedeutung hat.

Der langen Rede kurzer Sinn, wir befassen uns in diesem Kapitel mit dem menschlichen Energiesystem, mit Gesundheit und Wohlbefinden. Vor diesem Hintergrund taucht die Sinnfrage in unserem Leben immer dann auf, wenn unser Energiesystem abstürzt, wenn uns Leid und Krankheit widerfahren. Die Frage nach dem Sinn, sich über den Sinn der Existenz und der Funktion des menschlichen Energiesystems Gedanken zu machen, um nicht zuletzt den Sinn von Leid und Krankheit verstehen zu können (im Sinne von: welche Information verbirgt sich hinter dem Symptom), hat in diesem Buch einen hohen Stellenwert.

An der Schmerz-Belastungsgrenze schon angekommen, lässt sich bekanntlich nur sehr sehr schwer herausfinden, was hinter dem Symptom beachtet werden will. Es ist also sinnvoll, sich in entspannten Zeiten die Frage: „Worauf richte ich meine Aufmerksamkeit?" zu stellen. Zugleich ist es sinnvoll, das Gesetz von Ursache und Wirkung nicht länger zu verdrängen und Verhaltensmuster zu leben, die einem durch die Erziehung wie ein Stempel aufgeprägt wurden. Im Zuge dessen ist es allemal sinnvoll, den Bedeutungsgehalt seiner bisherigen Bindungserfahrungen zu hinterfragen und bittere Erkenntnisse versöhnungsbereit zu behandeln.

Werden Konditionierungen bewusst erkannt und durchgearbeitet, ist man auch im Stande, in Eigenregie die innere Haltung zu verändern. Und für den Fall, dass man Unterstützung benötigt, kann man sich Expertenwissen einholen. Auch das ist sinnvoll.

Bei wem man sich Expertenwissen holen kann

Wenngleich man einem Kind wie auch einem Erwachsenen nicht die Schuld für etwas geben kann, was ihm nicht bewusst ist, so kann sich ein Erwachsener doch mit seinem Unterbewusstsein befassen.

Ein einflussreicher Unterbewusstseinsforscher war Siegmund Freud (1856–1939). Er war Neurologe und Begründer der Psychoanalyse. Freud beobachtete die Umwandlung von nichtangemessen verarbeiteten seelischen Erlebnissen in Körpersymptome.

Der wichtigste Ansatz war die freie Assoziation, die bis heute Gültigkeit hat.

... [*Siegmund Freud formulierte das Ziel der Psychoanalyse so: »Es kommt darauf an, aus neurotischem Elend normales Unglück zu machen.«*] ...

(Ernst, H. / Nuber, U., Stichwort Psychotherapien, Heyne Sachbuch Nr. 19/4006; Seite 20)

Die Sicht klärt sich erst, wenn du in dein Herz siehst. Wer nach draußen blickt, träumt. Wer nach innen blickt, erwacht.

Dieses Zitat stammt von Carl Gustav Jung.

C.G. Jung (1875–1961), war Psychiater und Begründer der Analytischen Psychologie.

... [*In uns allen, so nahm Jung an, ist nicht nur das individuelle »Triebschicksal« wirksam, sondern auch ein gemeinsames Erbe aus der Menschheitsgeschichte. Damit sind immer wiederkehrende Motive menschlicher Existenz gemeint, wie sie zu allen Zeiten und bei allen Völkern zu entdecken sind: Geburt, Reifung, Tod, Familie, Heldenepen etc.*] ...

(Ernst, H. / Nuber, U., Stichwort Psychotherapien, Heyne Sachbuch Nr. 19/4006; Seite 9)

Man kann daraus schlussfolgern, dass sich Jung mit der abendländischen Alchemie beschäftigte.

Die abendländischen ... [*Alchemisten fassten die organische Materie als ein lebendiges Unbekanntes auf, zu deren Erforschung man mit ihr eine Beziehung herstellen musste.*] ...

... [*Ein wichtiges Motiv der Alchemie ist für Jung das der »Königserneuerung«. Sie schildert die »Wandlung des Königs aus einem unvollkommenen Zustand zu einem heilen, vollkommenen, ganzen und inkorruptiblen Wesen.«*] ...

(freie Enzyklopädie Wikipedia / Carl Gustav Jung / **2.3.2 Verständnis der Alchemie**)

... [*Wichtige Elemente seines Konzepts sind das Symbol, der Schatten, Animus und Anima, das Selbst, die Persona, Introversion/Extraversion, Bewusstseinsfunktionen und Synchronizität.*] ...

(Legewie. H. / Ehlers. W., Knaurs moderne Psychologie, 1994; Seite 364)

Das Lebendige beansprucht nicht Macht,
sondern Geltung im menschlichen Leben.
Es ruht auf den drei Pfeilern der Liebe, der Arbeit und des Wissens.
Wilhelm Reich

Wilhelm Reich (1897–1957), Arzt, Psychiater, Psychoanalytiker, Sexualforscher und Soziologe, näherte sich der untrennbaren Einheit von Körper, Geist und Seele vor allem von der biologischen-körperlichen Seite. Seine Beobachtung, dass sich seelische Probleme in der körperlichen Haltung widerspiegeln, ist der immer noch gültige Grundgedanke aller körperorientierter Psychotherapien.

Trotzdem Ja zum Leben sagen (ein Psychologe erlebt das Konzentrationslager) heißt der Buchtitel des österreichischen Neurologen und Psychiaters Viktor E. Frankl (1905–1997). In seinem Buch beschreibt er, dass es selbst unter absolut inhumanen Bedingungen möglich ist, einen Lebenssinn zu finden: *Wer ein Wozu hat, erträgt jedes Wie.* Frankl sah den Menschen als ein geistiges Wesen, das nach Sinn strebt. Somit trifft er den Nerv der Zeit.
Dem heutigen Zeitgeist geht es zum einen um die individuelle Sinnerfahrung, zum anderen aber – wie eine Welle im Ozean – um das Allverbundensein. Es geht um die individuelle innere Haltung, die einerseits das Schicksal jedes Einzelnen bestimmt, andererseits in Resonanz mit allen anderen Lebensformen steht und somit das Schicksal unseres Planeten beeinflusst.

Eine Kugel hat zwei Pole und doch ist sie im Ganzen eine Kugel. Eine Psychologie, die diese Sichtweise vertritt, den Menschen in seiner Individualität und Universalität erkennt, ist die Psychosynthese von Roberto Assagioli (1888–1994), Arzt, Psychiater und Psychotherapeut. Assagioli sah, wie die Humanistischen Psychologen,
… [*in der Entwicklung der menschlichen Potentiale und Kreativität das Hauptziel jeder Psychotherapie*] …
… [*Dieses Potential, das es zu verwirklichen gilt, besteht jedoch nicht nur aus psychischen und geistigen Kräften, sondern auch in spirituellen.*] …
(Ernst, H. / Nuber, U., Stichwort Psychotherapie, Heyne Sachbücher Nr. 19/4006; Seite 41)

Als ein Pionier der Transpersonalen Psychologie und Psychotherapie entwickelte er in den 1970er-Jahren die Psychosynthese, die ein psycho-spirituelles Modell der Transpersonalen Psychologie ist.

Die Transpersonale Psychologie (Transpersonal = überpersönlich) ist ein Bindeglied zwischen der herkömmlichen Psychologie, den spirituellen Wegen und den uralten Weisheitslehren. Der Transpersonalen Psychologie (die in der Psychologie als die „Vierte Kraft" neben der Psychoanalyse, der Verhaltenspsychologie und der Humanistischen Psychologie bezeichnet wird) geht es ... [*vor allem um »Meta-Bedürfnisse, letztendliche Werte, ein verbindendes Bewusstsein, Erleuchtungserfahrungen, Ekstase, mystische Erfahrungen, den Wesenskern, Glückseligkeit, Ehrfurcht, die Fähigkeit zu staunen, Selbstverwirklichung, tieferen Sinn und die Transzendenz des Selbst«*] ...
... [*Die Transpersonale Psychologie ist ohne Zweifel eine Reaktion auf die zunehmende Versachlichung, Technisierung, Isolierung und Krisenhaftigkeit der industrialisierten Gesellschaften.*] ...
... [*Ziele der Transpersonalen Psychologie sind innere Erfahrung, das Erkennen des Selbst als ein Potential, das entwickelt werden kann, die Transzendierung (Überschreitung) dieses Selbst um »jenseitiger« Erfahrungen willen und schließlich die Selbstverwirklichung im Einklang mit den transpersonalen Werten.*] ...
(Ernst, H. / Nuber, U., Stichwort Psychotherapien, Heyne Sachbuch Nr. 19/4006; Seite 42/43)

Die Wellness-Alchemie-Message ist:
Wir sind wesenhafte Menschen und nicht menschliche Wesen.
… [*Im Allgemeinen sind wir uns zwar des transpersonalen Selbst nicht bewusst, aber wir können uns seiner bewusst werden.*] …
(Roberto Assagioli, Leben und Werk des Begründers der Psychosynthese, Nawo Verlag, Seite 181)

Wir können uns von unserem transpersonalen Selbst trennen, unser wahres Selbst aber trennt sich nie von uns. Es bleibt uns überlassen, ob wir mit ihm in Verbindung treten wollen oder nicht.

Hilf den Menschen, aber mindere nicht ihre Energie; führe und lehre sie, aber achte darauf, dass ihre Initiative und ihre Ursprünglichkeit unversehrt bleiben; nimm die anderen in dich auf, aber schenke ihnen dafür die volle Göttlichkeit ihrer Natur. Wer das kann ist Führer und Guru.
Sri Aurobindo (1872–1950)

Die Neuausrichtung

Jedem Menschen stellt das Schicksal irgendwann einmal die entscheidende Frage, ob er zu seiner eigenen inneren Harmonie, zu seiner Autorität und zu den höheren Energien seines spirituellen Potentials findet oder schon gefunden hat. Dabei ist das Schicksal aber keine höhere Macht, die unser Leben beeinflusst. Bei genauer Betrachtung ist Schicksal nichts anderes als das hervortreten einer Handlungsplanung, die sich realisiert hat. Die Art, wie sich das Schicksal äußert zeigt, wie der Planer sprich der Urheber gedacht, gefühlt und gehandelt hat.
Im Umkehrschluss: Wenn sich Gesundheit und Wohlbefinden als strategischer Erfolg zeigen, hat der Mensch (Planer) sein Denken, Fühlen und Handeln in Übereinstimmung mit sich selbst (neu) ausgerichtet.

Probleme kann man niemals mit derselben Denkweise lösen,
durch die sie entstanden sind.
Albert Einstein (1879 - 1955)

Die Neuausrichtung beziehungsweise die Kunst im Einklang mit sich selbst zu sein, entspringt der Kunst der Akzeptanz, die die Zwillingsschwester der geistigen Umgestaltung ist.

Wenn wir die Brille der Gegensätze, mit der das Leben unter den sogenannten positiven und negativen Gesichtspunkten gesehen wird, absetzen, und das Leben wertfrei so annehmen wie es uns entgegenkommt, kommt nach und nach die gegenwärtige ruhevolle Kraft und kraftvolle Ruhe in uns zum Vorschein.

Die Fähigkeit des Annehmens kommt ebenso zum Tragen, wenn es darum geht, innere Gegensätze (beispielsweise Freude - Freudlosigkeit, Unzufriedenheit – Zufriedenheit, Liebe – Hass, Unwohlsein – Wohlsein et cetera) wahrzunehmen, zuzulassen und anzunehmen. In der Akzeptanz hat alles, was das Leben hervorbringt, eine Existenzberechtigung. Der Lohn für die neue innere Haltung ist ein tiefes Gefühl für die Selbstverständlichkeit des menschlichen Daseins. Neben der geistigen Umgestaltung, der anderen neuen Sicht- und Handlungsweise, erfordert die innere Erneuerung oft das Loslassen von Altem.

Rückblickend kann ich sagen, dass das Loslassen eine der größten Herausforderungen für mich war (und auch heute noch ist). Außerdem musste ich mich den dunklen Seiten in mir stellen. Diese voll und ganz anzunehmen, urteilsfrei, war ebenfalls ein großes Abenteuer für mich. Viele Jahre konnte und wollte ich der Tatsache, dass ich durch mein Gegenüber in Berührung mit meinen Schwachstellen und Wunden komme, nicht ins Auge sehen. Und so stellte mich das Leben immer wieder vor vollendete Tatsachen und lieferte Schlüsselfiguren, die mir durch Schmerz meinen Schatten offenbarten.

Zu guter Letzt musste ich lernen, dass, wenn ich Schmerz und Leid bei mir und anderen verringern wollte, ich zunächst mit diesem Aspekt des Lebens zurechtkommen musste. In diesem Individuationsprozess war es wichtig, mich nicht mit meinen Gefühlen, Empfindungen oder meinem Verstand zu identifizieren.

Wenn auch Sie, liebe Leserin, lieber Leser, über sich nachdenken, sich die Mühe machen, darüber nachzudenken, an welchem Ort Sie sich im Sog der Ego-Kraftdemonstration, im Ring der kräftezehrenden Lebensthemen, im Feld der Gegensätzlichkeiten, in der Fessel des „nicht loslassen wollen" befinden und an welchem Ort Sie Unbeschwertheit, Vitalität, Liebe, Glück und Freude (empf-)finden, so, glaube ich, werden auch Sie eine Lebensweise finden, die jenseits des Ego-Denksystems, des Geldbeutels und der Materie liegt, eine Lebensform, die aus Ihrer stillen inneren Selbsterkenntnis erwächst.

Sollten auch Sie sich die drei Fragen stellen ...
• Wer bin ich wirklich?
• Warum bin ich auf der Welt?
• Ist das, was ich von mir weiß oder was ich glaube, von mir zu wissen, auch das, was ich wirklich bin?

... dann sind Sie auf der Suche nach einer Wahrheit, die kein Gegenteil kennt. Dann sind Sie bereit, Ihr Selbstbild und Ihre bisherige Wirklichkeitsauffassung zu hinterfragen und über Ihr bisheriges Alltagsbewusstsein hinauszugehen.
Das entsprechende Expertenwissen haben Sie in der Tasche. Sinnvollerweise geht die Marschrichtung nach innen. Im Außen kommt frischer Wind auf. Der neuen Orientierung steht nichts im Weg. Sie sind startbereit, neue Wege ausprobieren.
Nicht selten führt ein Weg an den Startpunkt für die Expedition in das Abenteuerland namens Loslassen. Die abenteuerliche Reise führt in den Prozess der ganzheitlichen Gesundung. Sehenswürdigkeiten, die sich in Form von kraftlosen Schwachstellen, begrenzenden Mustern und alten, nicht verheilten Wunden zeigen, erhalten grünes Licht, sich hochzupäppeln, auszukurieren, auszuheilen.
Die Entdeckungsreise wird eine Weile dauern. Die Reiseroute steht fest, der Zeitplan nicht.
Die Zeit heilt alle Wunden, sagt man, und es braucht diese Ausheilzeit, gepaart mit Hingabe und Vertrauen in das Leben, bis die von Zeit und Raum unabhängige Weise des Seins verwirklicht werden kann.

Der Weg ist das Ziel.
(Konfuzius 551-479 vor Christus)

In seinem Buch *Achtsamkeit: Die höchste Form des Selbstmanagements* schreibt der international anerkannte Lebenslehrer und Bestsellerautor HAN SHAN auf der ersten Seite: ... [*Sich zu managen heißt, die wahre Natur der Dinge in sich selbst wahrzunehmen und zu erkennen, um dann das eigene Leben danach auszurichten. Achtsamkeit ist der Schlüssel, der das Tor zu uns selbst öffnet, damit wir hindurchgehen können, um eine neue, ungeahnte Dimension in unser Leben einzuladen.*] ...

Die innere Balance und die Wirkungen des Sympathikus und des Parasympathikus

Wie eingangs schon erläutert, haben wir Menschen die Freiheit der Wahl. Dieser Freiheit aber steht die Konfrontation mit den Folgen unseres Tuns gegenüber. Dafür sorgt das Gesetz von Ursache und Wirkung, das als „Schicksal" in Erscheinung tritt. Der Volksmund sagt: Jeder bekommt das, was er verursacht. Oder: Wer heute einen Gedanken sät, der erntet morgen die Tat und übermorgen die Gewohnheit, dadurch den Charakter und schließlich sein Schicksal.

Erfolgreiche Menschen praktizieren Achtsamkeit, sie definieren sich nicht über ihre Gefühle und Gedanken, sie lassen sich von den Meinungen und Gebräuchen anderer nicht aus dem inneren Gleichgewicht bringen. Sie wissen, im Kern unseres Seins sind wir alle vollkommen, und jeder Mensch ist bestrebt, die eigene Vollkommenheit immer vollkommener zum Ausdruck zu bringen. Es liegt auf der Hand: Um in die Balance zu kommen und um den Wesenskern berühren zu können, geht die Marschrichtung nach innen, Schritt für Schritt in die Erhaltung und Stabilisierung des inneren Gleichgewichts, und das hat elementar mit dem vegetativen Nervensystem zu tun.

Als *vegetatives Nervensystem* werden diejenigen Nerven zusammengefasst, die viele lebenswichtige Funktionen steuern: die Drüsen, die glatte Muskulatur und die inneren Organe. Es enthält motorische Fasern (zum Beispiel für die Darmmotorik), sensible Fasern (zum Beispiel zur Leitung von Schmerzreizen von den inneren Organen), sowie Fasern zur Innovation der Drüsen. Es ist also – wie wir schon erfahren haben – ein komplexes System unseres Organismus. Der Organismus wird nach Ursprung und Verlauf in zwei Untergruppen – dem sympathischen und dem parasympathischen System – unterteilt. Sympathikus und Parasympathikus weisen neurophysiologische (zum Beispiel unterschiedliche Transmittersubstanzen) sowie auch funktionelle Unterschiede auf (siehe Tabelle). Ein wesentlicher funktioneller Unterschied besteht darin, dass beim Sympathikus eine Neigung zu diffuser Erregungsausbreitung vorliegt, dessen Auswirkung sich im Gesamtsystem zeigt.

Beim Parasympathikus hingegen überwiegt eine lokalisierte Reaktion. Bis zu einem gewissen Grad verhalten sich beide Systeme antagonistisch, letztlich jedoch synergetisch.

Der Sympathikus sorgt dafür, dass wir den Anforderungen des Alltags gewachsen sind. Damit wir schnell reagieren können, wenn es nötig ist, beschleunigt er die Herzfrequenz, regt die Durchblutung an und setzt eine Reihe sogenannter Stresshormone frei.
Dem Parasympathikus kommt die ausgleichende Rolle zu. Er ist dafür zuständig, dass der entstandene Stress und die Anspannung wieder abgebaut werden. Nimmt also der Sympathikustonus ab, wird die Kreislaufleistung herabgesetzt, das Herz schlägt im Schongang, alle Vorgänge, die der Restitution, der Erholung dienen, werden erhöht. Was die Leistungsfähigkeit des Organismus zu erhöhen und zu erhalten anbetrifft, ist die sympathische-ergotrope Reaktion genauso notwendig wie die parasympathische-trophotrope Reaktion. Ein einseitiges Überwiegen der einen Reaktion wird auf die Dauer die Leistungsfähigkeit des Organismus genauso herabsetzen wie ein Überwiegen der anderen.

Wirkungen des Sympathikus und des Parasympathikus

Organ	Wirkungsweise Sympathikus	Wirkungsweise Parasympathikus
Blutgefäße	Verengung (im Allgemeinen)	Erweiterung
Blutdruck	Erhöhung	Herabsetzung
Herzfrequenz	Beschleunigung	Verlangsamung
Herzkranzgefäße	Verengung	Erweiterung
Pupillen	Erweiterung	Verengung
Atem	Beschleunigung/Vertiefung	Verlangsamung/Abflachung
Bronchien	Erweiterung	Zusammenziehung
Durchblutung von Skelettmuskulatur	Erhöhung	Verminderung
Darm	Hemmung der Darmmotilität	Anregung der Darmmotilität und der Verdauung
Drüsen der Magen- und Darmschleimhaut		Förderung der Sekretion
Stoffwechsel	Steigerung (Verbrauch)	Aufbau
Glykogen (= Speicherform des Blutzuckers)	Mobilisierung von Blutzucker	Speicherung von Glykogen
Cholesterin	Erhöhung	Verminderung
Leber	Abbau von Glykogen (also Erhöhung des Blutzuckerspiegels)	
Bauchspeicheldrüse		Insulinausschüttung (Erniedrigung des Blutzuckerspiegels)
Schweißdrüsenaktivität	deutliche Zunahme	

Die Macht der Gedanken

Die Gedanken sind frei und unterliegen keinen Gesetzen. In ihnen findet man die Freiheit des Menschen. Sie herrschen strahlend in der Welt... erschaffen ein neues Paradies, eine neue Stütze, eine neue Quelle der Kraft, aus der neue Künste hervorspringen. (Paracelsus)

Sie haben sicher schon einmal gehört oder gelesen, dass das, was man sich vorstellt, Wirklichkeit gewinnt – dass die Vorstellungskraft wirkt. Ganz gezielt wird die Vorstellungskraft im Mentaltraining und im Autogenen Training eingesetzt. Im Mentaltraining sowie auch beim Autogenen Training spielen die Gedankenkontrolle und die Fantasievorstellung eine wesentliche Rolle, wenn es darum geht, eine konzentrative Einstellung gepaart mit einer konzentrativen Vorstellung tief im organisch-seelischen Bereich wirken zu lassen.

Unser Unterbewusstsein kann nicht zwischen einer Fantasievorstellung und einer tatsächlichen Situation unterscheiden. Der Körper reagiert auf Gedachtes genauso, als wäre es Wirklichkeit.

Unser Gehirn kann einen Gedanken an Vergangenes und neu entstehende, gegenwärtig kreierte Gedanken nicht auseinanderhalten. Nach dem Prinzip von Ursache und Wirkung wird früher oder später sichtbar beziehungsweise wirken, was tief ins Unterbewusstsein einprogrammiert wurde.

Die zentrale Stelle, über die der Mensch durch Autosuggestion sein Unterbewusstsein beeinflussen kann, ist das autonome Nervensystem. Obwohl es dem ANS grundsätzlich nicht möglich ist, eine direkte willentliche Steuerung und Kontrolle vorzunehmen, bewirkt Autosuggestion eine sogenannte organismische Umschaltung.

Die Übungen der Grundstufe des Autogenen Trainings zielen auf eine konzentrative Selbstentspannung.

Aus eigener Erfahrung kann ich sagen, dass das Autogene Training bestens geeignet ist, wenn man eine intensive Körperwahrnehmung, eine intensive innere Körperhinwendung, sowie den Zustand ruhender Wachheit erleben will.

Ich habe meine Entspannungserfahrungen zuerst durch das tägliche Praktizieren des autogenen Trainings gemacht und später dann in Meditation vertieft erlebt.

Immer wieder wurde ich in meinem zweiunddreißigsten Lebensjahr von starken Rückenschmerzen geplagt, die für mich zur diagnostischen und therapeutischen Odyssee wurden. Erst als ich begonnen hatte, mich selbst und nicht nur meine Diagnose zu sehen, verhalfen mir die Schmerzen dazu, mich auf mein „gebrochenes Rückgrat", beziehungsweise die darin verstrickten verletzten Gefühle, aufmerksam zu machen. Instinktiv wusste ich, dass diese Schmerzen nicht länger sein mussten und dass es nur durch eine Veränderung meiner Denkweise möglich war, meinen Pflichten und den mir entgegengetretenen familiären und beruflichen Herausforderungen mit einer neuen inneren Haltung zu begegnen.

Das Autogene Training hat mir zuerst für eine halbe Stunde am Tag (während der eigentlichen Übung), dann darüber hinaus immer länger und schließlich den ganzen Tag über geholfen, entspannt und gelassen zu bleiben. Ich wurde schmerzfrei. Meine positive Erfahrung mit der Selbstentspannung ist mit ein Grund, warum ich Ihnen die Methode hier kurz vorstellen möchte.

Das Autogene Training ist eine auf Autosuggestion basierende Entspannungstechnik.

Johann Heinrich Schultz (1884–1970), der Begründer des Autogenen Trainings (AT), entdeckte bei seinen Hypnosepatienten, dass den seelischen Zuständen körperliche Reaktionen entsprachen. Ihn interessierten die körperlichen Veränderungen, die psychische Veränderungen bedingen. Beispielsweise geht anhaltender körperlicher Schmerz mit unterdrückten Gefühlen und mit gehemmtem Aggressionsausdruck einher.

Umgekehrt haben psychische Veränderungen ihre Korrelate im Körperlichen, beispielsweise erhöht sich bei großer Freude der Puls und die Atemfrequenz, bei großer Angst zeigt sich der Angstschweiß auf der Stirn.

Körper und Psyche wurden von ihm stets als aufeinander bezogen dargestellt, der Mensch somit als eine psychosomatische Einheit angesehen.

Heute sind wir uns längst darüber im Klaren, dass Körperliches und Psychisches nicht getrennt voneinander funktionieren können, sondern eine unlösbare Einheit bilden.

Das Autogene Training wird aus verschiedensten Gründen angewendet:

- Mithilfe des Autogenen Trainings kann man lernen, innere Ruhe
  und Erholung zu finden.
- Als Entspannungstechnik kann es helfen, seelische Probleme in
  den Griff zu bekommen, die sich beispielsweise in Nervosität,
  Ängsten, Schlafstörungen, Kopf- und Magenschmerzen, Verdau-
  ungsstörungen oder Bluthochdruck äußern.
- Es kann einem sicheren Auftreten in der Öffentlichkeit oder im
  persönlichen Umfeld dienen.
- Auch kann die eigene körperliche und geistige Leistungsfähigkeit
  gesteigert werden.

Achtsamkeitsmeditation/Konzentrative Meditation/Kontemplation

Ihr aber seid der Tempel des lebendigen Gottes.
2. Kor. 6,16

Im folgenden Abschnitt geht es nicht darum, eine endgültige Definition für den Begriff Meditation vorzustellen oder die unterschiedlichen Meditationsformen detailliert aufzuzeigen, den Leser in eine bestimmte Meditationsmethode einzuführen.
Ich schreibe diesen Abschnitt aus der Perspektive einer Meditierenden, stelle meine Erfahrungen und mein Basiswissen über die Achtsamkeitsmeditation, die Konzentrative Meditation und die Kontemplation vor. Neben dem Autogenen Training hat mir das Meditieren dazu verholfen, meine Konzentrationsfähigkeit auszubilden, Gedankenstille auszubilden, meinen inneren Wahrnehmungsraum zu erschließen.

Man kann **Meditation** als einen besinnlichen Zustand der Innerlichkeit oder des ganz bei sich Seins verstehen. Ein innerer Zustand, der mit den Begriffen Gedankenstille, innere Ruhe, Stille, im Moment sein, Einssein, im Einklang sein, beschrieben wird.
Das geschieht in der Meditationspraxis, indem man die Aufmerksamkeit von der Außenwelt zurückzieht und sie auf den eigenen Atem oder einen anderen Punkt im Körper richtet und dort auch festhält. Zum Beispiel kann man die Aufmerksamkeit fest im Mittelpunkt des Bewusstseins (der in der Mitte und hinter den Augen liegt) fokussieren und dort festhalten. Bei vollständiger Konzentration löst sich die Identifikation mit der Form, dem gegenständlichen Ich, auf, sie sammelt sich ganz im Mittelpunkt des Bewusstseins und überschreitet hier die Schwelle zu einem bewusstseinserweiternden, überbewussten (transpersonalen) Zustand (Raum) – (= **Achtsamkeitsmeditation**).

Gemäß dem deutschen Psychiater und Philosophen Karl Theodor Jaspers (1883–1969) wird durch die Meditation die Subjekt-Objekt-Spaltung überwunden. Von ihm wurde der Ausdruck Subjekt-Objekt-Spaltung geprägt. Er bezog sich auf eine erkenntnistheoretische

Grundstruktur, die besagt, dass sich das menschliche Bewusstsein (Subjekt) auf Gegenstände (Objekt) beziehe.

Durch eine bewusstseinserweiternde Übung könne man die Auflösung dieser Dualität (Zweiheit) in die Einheitlichkeit erfahren.

In der christlichen Mystik ist die unio mystica, die Einheit mit Gott und dem Universum, der angestrebte Endzustand. Im östlichen Kulturkreis liegt der Endzustand, den es zu erreichen gilt, im Nirwana bei den Buddhisten, und im Samadhi bei den Yogis.

Von der Achtsamkeitsmeditation unterscheidet sich die **Konzentrative Meditationstechnik** dadurch, dass hier die Ausrichtung der Aufmerksamkeit einem externen Objekt (zum Beispiel Kerzenflamme) oder einem internen Objekt (zum Beispiel Mantra) gilt. Beiden gemeinsam ist jedoch der Entwicklungsprozess, ohne Gegenstandsbezug meditieren zu lernen und schließlich die Auflösung der Dualität und das Einssein, den Einklang mit dem Universum, zu erleben.

Bei der **Kontemplation** geht es in erster Linie um die Betrachtung eines geistigen ungegenständlichen Objekts, in das man sich vertieft, um darüber Einsicht zu erlangen. Im religiösen Kontext zum Beispiel ist das Objekt eine Gottheit oder deren Wirken.

Achtsamkeitsmeditation, Konzentrative Meditation und die Kontemplation werden in der Regel in einer ruhigen Körperposition – meist im Sitzen – praktiziert.

Daneben gibt es auch Meditationsformen, die sich der Bewegung als Konzentrationsobjekt bedienen, zum Beispiel Tai-Chi und Qi Gong.

Eine weitere Praxis und Disziplin der Achtsamkeit findet sich in der Gehmeditation, der Essmeditation, der Arbeitsmeditation, beim achtsamen Sprechen und beim tiefen Zuhören.

Was beim Meditierenden im menschlichen Körper passiert

Es ist wissenschaftlich nachgewiesen, dass Meditation nicht nur den Körper entspannt, emotional beruhigt, den Geist zentriert und transzendiert, sondern sogar das menschliche Erbgut in seiner Aktivität verändern kann.

Wer regelmäßig transzendiert, aktiviert einen tiefliegenden Heilungsmechanismus. Physische und psychische Phänomene sind unter anderem ein positiver Einfluss auf das Herz- Kreislaufsystem, die generelle Stärkung des Immunsystems, eine erhöhte Stresstoleranz, größere Stimmungsstabilität und Affektkontrolle, verbesserte Wahrnehmung und Konzentration, harmonische, heitere Gelassenheit und Zufriedenheit.

Verantwortlich für diese Effekte sind vor allem die zwei Botenstoffe Serotonin und Dopamin. Bei Meditierenden und Menschen, die Achtsamkeit praktizieren, werden solche Botenstoffe vermehrt ausgeschüttet, während Stresshormone wie Cortisol und Noradrenalin abnehmen.

Die Autorin Dr. med. Gisela Eberlein schreibt in Ihrem Buch *Autogenes Training – Das umfassende Übungsprogramm für die ganze Familie*, Moewig (2. Auflage); Seite136:

... [*Die Liebe öffnet den Menschen, sich selbst und den anderen, wenn man sie mit innerer Konzentration bewusst erwirbt und dann ausstrahlt. Unbewusst angelegt, bewusst geformt, erreicht der Strom der Liebe etwas, das sonst schwierig ist, nämlich die Freilegung des Kräftefeldes, aus dem die Ströme des Gemüts wirksam werden, aus dem schöpferische Intuition der Gedanken wächst. Die Liebe durchdringt alles, die Liebe in ihren tausendfachen Formen wendet sich dem Gegenüber zu, dem Menschen, der Aufgabe, dem Sein, dem Leben.*] ...

Sieh auf dein Innerstes! Denn da ist die Quelle des Guten, die stets wieder aufsprudeln kann, wenn du wieder nachgräbst.
Marc Aurel (121–180)

Die Lebenskraft und die Dynamik der Sinne, Chakren

Wir haben in den vorherigen Abschnitten erfahren, dass sich die Lebendigkeit eines Organismus durch Biorhythmen, durch Variabilität und Adaptionsfähigkeit der Körperfunktionen auf Reizwirkung auszeichnet.

Wir erfuhren, dass der lebendige Austausch der natürlichen elektromagnetischen Felder mit der menschlichen Biologie wissenschaftlich belegt ist, dass die innere Uhr des Menschen die Rhythmen der Umweltkräfte mit denen der menschlichen Körperfunktionen synchronisiert. Einen Einblick in die Psychologie gewährte uns so mancher Psychologe, der Wellness-Alchemist hat Experten selbst zu Wort kommen lassen.

Wir wagten uns über die bloße Erscheinungsform der Dinge hinaus und befassten uns mit der Non-Dualen Dimension – die tiefe Wirklichkeit, die hinter den Dingen liegt.

Wir erhielten Einsicht, dass der Bewusstseinszustand der Verbundenheit jederzeit möglich ist.

So brauchen wir uns den Kopf über das Rätsel: Was bleibt übrig, wenn alle Manifestationen verschwinden?, nicht zerbrechen. Beschäftigt uns eine Erfahrung, sind da immer noch Zwei: der Erfahrende und das Erfahrene. Die Non-Duale Dimension, die allumfassende Einheit, die Ganzheit, ist ihrer Natur gemäß rational nicht erfahrbar. Des Rätsels Lösung erfahrbar zu machen wäre wie der Versuch einer Übersetzung von etwas eigentlich Unübersetzbarem. Folglich können wir uns damit arrangieren, dass es einen unsichtbaren Ursprung aller Dinge geben muss, dass sowohl das, was sichtbar objektiv Gestalt angenommen hat und annimmt als auch das, was jenseits der Gestaltannahme liegt, derselben Quelle entspringt.

Im folgenden Abschnitt machen wir einen kurzen Exkurs in die Thematik Kraft und Energie, wie die Physik die Begriffe gebraucht. Anschließend richten wir unseren Blick auf die Chakrenlehre. Die Chakrenlehre bildet die Brücke zwischen der Objektivität und der Nicht-Objektivität.

Jede Änderung der Bewegungsrichtung und Geschwindigkeit eines Körpers hat eine Ursache, die in der Physik als Kraft bezeichnet wird. Für die Fähigkeit, eine Bewegung/Arbeit zu leisten, benutzt die Physik den Begriff Energie. Sie ist Urheber von Bewegungsvorgängen, von Leistungs-, Wirk- und Arbeitsfähigkeit. Die verschiedenen Energieformen sind beispielsweise die Bewegungsenergie, Lageenergie, Wärmeenergie, elektrische, magnetische, chemische, Licht- und Atomenergie. Als Nächstes ist es wichtig zu verstehen, dass Energieformen sich umwandeln können. Beispielsweise verwandelt sich in der Glühbirne elektrische Energie in Wärme- und Lichtenergie. Beim Elektroherd wird elektrische Energie in thermische Energie umgewandelt, bei Pflanzen wird die Lichtenergie in chemische Energie umgewandelt.

Bei der Umwandlung bleibt die Gesamtsumme der Energie stets gleich. Energie kann weder vernichtet noch neu geschaffen werden, so lautet der Energie-Erhaltungssatz.

Wieder zurück von unserem kurzen Exkurs in die Physik, tauchen wir nun ein in den Bereich der Lebensenergie, die ebenfalls weder vernichtet noch neu geschaffen werden kann, die aufgrund permanenter Umwandlungsprozesse schöpferisch gestalterisch tätig ist.

Der Mensch hat in sich diejenigen Stoffe und Kräfte, welche als kurze Rekapitulation der ganzen übrigen Natur erscheinen, so dass, wenn wir die Natur um uns sehen, wir sagen können, was draußen in der Natur ist, ist im Großen das Urbild von dem, was in uns allen als Nachbild erscheint.
Rudolf Steiner (1861–1925), österreichischer Publizist und Esoteriker.

Steiners Weltanschauung gilt der Spirituellen Dimension des Menschseins. Betrachtet man – wie Paracelsus und Steiner – den Menschen *im Lichte der Natur*, wird man inspiriert zu begreifen, dass diejenigen Kräfte, die die Natur gedeihen lassen, auch diejenigen Kräfte sind, die den Menschen gedeihen lassen.

Was Steiner und andere Naturwissenschaftler, Philosophen und Mystiker wussten, kehrt als wissenschaftlich belegt zurück:

*   *Alles im Universum hängt mit allem zusammen.*
    Albert Einstein (1879–1955)
*   *Es gibt keine Materie, sondern nur ein Gewebe von Energien, dem durch intelligenten Geist Form gegeben wurde. Dieser Geist ist Urgrund aller Materie.* Max Planck (1858-1947)

Vor diesem Hintergrund kann man sagen, dass die Schwingungsfrequenz der Lebensenergie die Form der Manifestation bestimmt, die letztlich immer ein Ausdruck der einen Kraft ist, die der Metaphysiker Geist, der Gläubige Gott, transpersonal-spirituell ausgerichtete Menschen unter anderem der All-Seiende, die Quelle allen Seins, das Absolute, Welten-Seele, Essenz, der Atem des Lebens oder das all-verbundene Bewusstsein nennen.

Dazu hat jeder Kulturkreis seine eigene Umschreibung von der großen Kraft.

Eine der vielfältigen Ausformungen der großen Kraft sind die Sinnesorgane. Die Sinnesorgane dienen dem Organismus zur Aufnahme verschiedenartigster Reize, die ihrerseits dem zentralen Nervensystem Informationen über das innere und äußere Milieu des Organismus vermitteln. Bewusst können wir uns ein Urteil über die Informationen bilden, welche wir durch unsere Sinne Sehen, Hören, Fühlen, Riechen und Schmecken aufnehmen.

Damit wir mit unseren Augen überhaupt sehen können, ist Licht notwendig. Das Sehen ist eine subjektive Wahrnehmung elektromagnetischer Schwingungen mit Wellenlängen zwischen circa 380 und 780 Nanometer (1 Nanometer = 1 Milliardstel Meter). Diese Schwingungen bezeichnet man als sichtbares Licht.

Das Ohr kann Klangfrequenzen zwischen 16 und 19.000 Schwingungen pro Sekunde (Hertz) wahrnehmen (1 Hertz entspricht einer Schwingung pro Sekunde).

Möchten wir im Außen etwas nicht sehen, schließen wir die Augen, wir halten uns die Ohren zu, wenn es uns zu laut wird, oder hören einfach nicht mehr hin. Wir spucken aus, was uns nicht schmeckt, und halten uns die Nase zu, wenn übler Geruch in der Luft liegt.

Schwingungen, die die Grenzbereiche von sichtbaren zu nicht sichtbaren Wellenlängen, von hörbaren zu nicht hörbaren Frequenzen überschreiten, die also weder zu sehen noch zu hören sind, sind energetische Informationen, die über besonders sensible Körperstellen (Chakren) in uns ein- und ausdringen. Chakren sind (nebst jeder einzelnen Körperzelle) Speicher- und Kommunikationszentren unserer Lebensenergie. Das Wort Chakra stammt aus dem Sanskrit und bedeutet *sich drehendes Rad*. Sanskrit ist eine alte indische Gelehrten-Sprache. Umfassende Informationen über beides finden Sie auf https://www.wikipedia.de/.

Nachfolgend eine vereinfachte Darstellung der mir bekannten Energiezentren. Eine detailgenaue Darstellung würde den Rahmen dieses Buches sprengen. Bei tieferem Eindringen in die Thematik erweist sie sich als sehr komplex und umfangreich.

... *[Jeder Kraftwirbel steht in einem Energieaustausch mit dem universalen Energiefeld.]* ...
(Brennan, Barbara Ann: Licht-Arbeit, Das Standardwerk der Heilung mit Energiefeldern; Seite 98)
Jedes Energiezentrum ... *[korrespondiert mit den Hauptnervenknoten im jeweiligen Körperbereich.]* ..., schwingt mit bestimmten Organen, liegt auf der Wellenlänge einer bestimmten Farbe sowie eines Tones. Jedes Energiezentrum ist unseren fünf Sinnen zugeordnet und demzufolge mit psychologischen Funktionen assoziiert. Darüber hinaus trägt jedes zur Entfaltung verschiedener Aspekte der Selbstwerdung bei.
(Brennan, Barbara Ann: Licht-Arbeit, Das Standardwerk der Heilung mit Energiefeldern; Seite 94)

Lage und Funktion der Chakren

Chakra 7: Scheitelpunkt
Chakra 6: Mitte Stirn, etwa 2 ½ bis 3 Zentimeter über den Augenbrauen
Chakra 5: Halswirbel auf Schulterhöhe
Chakra 4: hinter dem Brustbein
Chakra 3: zwischen dem ersten Lendenwirbel und dem letzten Brustwirbel (Solarplexus)
Chakra 2: Mitte Kreuzbein
Chakra 1: zwischen Anus und Geschlechtsorganen

Das erste Chakra liegt an der Basis der Wirbelsäule beziehungsweise zwischen Anus und Geschlechtsorganen, deswegen wird es auch Basis-Chakra oder Wurzel-Chakra (Skr.: Muladhara-Chakra) genannt. Damit verbunden sind das Steißbein und der unterste Teil des Kreuzbeins. Das erste Chakra arbeitet mit den Nebennieren zusammen und beeinflusst die Wirbelsäule und die Nieren.

Es ist … [*dem physischen Funktionieren und der physischen Empfin-
dung zugeordnet – dem Empfinden von Schmerz und Lust. Es ist die
Ebene der automatischen und autonomen Körperfunktionen.*] …
(Zugeordnete Drüsen: Nebennieren, Farbe: rot, Mantra: lam).

Das zweite Chakra wird Sakral-Chakra (Skr.: Sradhisthana-Chakra)
genannt weil es auf der Höhe Mitte dem Kreuzbein (Os sacrum)
liegt. Es wirkt auf das Fortpflanzungssystem und wird … [*allgemein
dem emotionalen Aspekt des Menschen zugeordnet.*] …
(Zugeordnete Drüsen: Keimdrüsen, Farbe: rot-orange, Mantra: vam).

Auf Höhe des Solarplexus zwischen dem ersten Lendenwirbel und
dem letzten Brustwirbel liegt das dritte oder Nabel-Chakra, auch Son-
nengeflecht- oder Magen-Sonnengeflecht-Chakra (Skr.: Manipura-
Chakra) genannt. Es ist mit dem Intellekt verbunden, … [*und zwar
in Form des linearen Denkens.*] … Das Sonnengeflecht-Chakra arbeitet
zusammen mit der Bauchspeicheldrüse und beeinflusst Magen, Leber
und Gallenblase und das Nervensystem.
(Zugeordnete Drüsen: Bauchspeicheldrüse, Farbe: gelb, Mantra:
ram).

Das vierte oder Herz-Chakra (Skr.: Anahata-Chakra) ist das Zentrum, durch welches wir lieben, … [*und zwar nicht nur unsere
Nächsten, sondern die gesamte Menschheit. In diesem Chakra findet
die Umwandlung von Energie in Liebe statt.*] … Es liegt hinter dem
Brustbein, arbeitet zusammen mit der Thymusdrüse und beeinflusst
das Herz, das Blut und das Herz-Kreislauf-System.
(Zugeordnete Drüsen: Thymusdrüse, Farbe: grün, Mantra: yam).

… [*Zum fünften oder Kehl-Chakra (Skr.: Visuddha-Chakra) gehört die
Kraft des Wortes, das Schaffen durch das Wort, aber auch das Zuhören
und die Übernahme von Verantwortung für unser Handeln.*] … Es
arbeitet zusammen mit der Schilddrüse und beeinflusst die Lunge
beziehungsweise die Bronchien, die Stimmbänder und die Speiseröhre.
(Zugeordnete Drüsen: Schilddrüse, Nebenschilddrüse, Farbe: blau,
Mantra: ham).

Das sechste oder Stirn-Chakra (Skr.: Ajna-Chakra), auch Drittes Auge genannt, arbeitet zusammen mit der Hirnanhangsdrüse und beeinflusst das Kleinhirn, das linke Auge, die Ohren, die Nase, die Nasennebenhöhlen und das Nervensystem. Es ist ... [*der Ort der himmlischen Liebe. Es ist eine Liebe, die den Bereich der menschlichen Liebe überschreitet und alles Leben umfasst. Sie äußert sich als liebevolle Pflege für alles, was lebt. Sie erkennt alle Lebensformen als eine Manifestation Gottes.*] ...
(Zugeordnete Drüsen: Hirnanhangsdrüse (Hypophyse), Farbe: indigoblau, Mantra: aum).
(Brennan, Barbara Ann: Licht-Arbeit, Das Standardwerk der Heilung mit Energiefeldern; Seite 93)

Das siebte oder Kronen-Chakra (Skr.: Sahasrara-Chakra), befindet sich außerhalb des grob-stofflichen Körpers oberhalb des Kopfes, es hat die höchste Schwingungsfrequenz, ist mit der Zirbeldrüse verbunden und beeinflusst das Großhirn und das rechte Auge.
... [*Das Kronen-Zentrum (7) verbindet den Menschen mit seiner Spiritualität. Es ist der Ort der Integration seines ganzen Wesens, des Körpers, der Gefühle, des Intellekts und des Geistes.*] ...
(Zugeordnete Drüsen: Zirbeldrüse (Epiphyse), Farbe: weiß).
(Brennan, Barbara Ann: Licht-Arbeit, Das Standardwerk der Heilung mit Energiefeldern; Seite 155)

Das Namenlose war der Ursprung von Himmel und Erde.
Geheimnisvoll und aus sich selbst entstanden, von Anbeginn schon da.
Bewegungslos und unergründlich, endlos weit;
Es ist sich selbst genug und ändert sich nie;
Es durchdringt alles und erschöpft sich nie.
Es ist die Mutter des Universums,
Aus der alles hervorgegangen ist.
Ich kenne seinen Namen nicht,
So nenne ich es Tao.
Tao Tse, Tao Te King, Kapitel 1 und 25

Sein und Wirken: eine dynamische Partnerschaft

Wenn im Bereich Wellness von ganzheitlichen Gesundheitskonzepten, von einem ganzheitlichen Lebensstil-Konzept, von Reaktivierung der Selbstheilungskräfte, von Körper-Geist-Seele-Einheit, von Tiefenentspannung auf allen Ebenen die Rede ist, dann geht man davon aus, dass sich der Werber (Unternehmer/Therapeut) selbst, mit der Komplexität seines Menschseins befasst hat und er neben Fachwissen auch eigene Erfahrungen spiritueller Art gemacht hat, er in das Geheimnis des Lebendigen eingedrungen ist. Zweifelsohne ist „bloßes Buchwissen" nicht lebendig und ohne Zweifel drückt sich die Ganzheit im Lebendigen aus. Kurzum, man geht davon aus, dass das, was proklamiert wird, auch gelebt wird, dass die transpersonale Bewusstseinsstufe in die Lebens- und Arbeitsphilosophie, in das ganzheitliche Lebensstil-Konzept einbezogen ist.

Zum bewusst halten:
- Die Körpersprache ist wohl die älteste Form der zwischenmenschlichen Kommunikation und auch heute noch lassen sich Gefühle wesentlich deutlicher über den Körper vermitteln, als über die Stimmsprache beziehungsweise die akustische Sprachverständigung.
- Die Körpersprache des Therapeuten, sein Körper- beziehungsweise Selbstgefühl von Lebendigkeit ist es, was in seiner Funktion als Therapeut genauso wirkungsträchtig ist, wie die Grifftechnik und das Öl, das er zum Massieren verwendet – um beim Beispiel Massage zu bleiben.
- In jeder Behandlung nimmt der Behandler – ob er will, oder nicht – über seine Gefühle auch das auf, was der zu Behandelnde über seinen Körper ausspricht.
  In jeder Behandlung nimmt der Behandelte – ob bewusst oder unbewusst – über seine Gefühle auch das auf, was der Behandler über seinen Körper ausspricht.
  Behandlungen, die an der Körperdecke ansetzen, sind niemals losgelöst von der ausführenden Person.
- Die Haut ist unser größtes Sinnesorgan und auch Grenzorgan. Die Oberfläche der Haut hat direkte Verbindungen zu den Zentren des Nervensystems, sie wird daher auch als Projektionskörper

des Nervensystems bezeichnet. Die Hautoberfläche ist – ebenso wie das Rückenmark – mit einer Vielzahl von Segmenten und Nerven-Zonen versehen. Jedes Hautsegment befindet sich in nervlicher Verbindung mit bestimmten inneren Organen (genannt Head'sche Zonen). Die Wissenschaft der Akupunktur, Akupressur, Kneipp'sche Heilverfahren oder das Auflegen von Heilsteinen beruht auf dieser Erkenntnis.

- Seelische Faktoren und die Persönlichkeit des Menschen wirken bei verschiedenen Hauterkrankungen in ganz unterschiedlicher Weise mit. Den zentralen Bereich psychosomatischer Zusammenhänge machen einerseits der Anlagefaktor, andererseits die beteiligte seelische Konfliktbelastungsmanifestation aus.

- Massagen lockern und entspannen Muskeln, fördern die Durchblutung von Haut und Gewebe und wirken entstauend im Venen- und Lymphbereich. Bedingt durch Nervenfunktionen – wie oben erwähnt –, wirken sie auch auf innere Organe. Da unsere Muskeln der Bewegung dienen und ein verkrampfter Muskel eine normale Bewegung – oft unter Schmerzen und mit viel Energieverbrauch – verhindert, weist hier der Körper auf eine innere Verkrampfung hin. Ein verhärteter Muskel geht mit verhärtetem Denken (Zwang, Widerwille, Inflexibilität) Hand in Hand und zwingt den Menschen zur Entspannung, zum Loslassen, zum Neuorientieren.

- Im Rahmen eines Gesundungsprozesses braucht es an erster Stelle die Bereitschaft, die Lebensumstände, die zu den Muskelverspannungen und den Schmerzen führen, zu ändern.

- Durch eine Entspannung, bei der es zur Senkung der dezentral nervösen Aktivität des Sympathikus beziehungsweise der Anhebung der Parasympathikus-Aktivität kommt, lassen sich viele negative Folgeerscheinungen von Stress ausgleichen. Der Parasympathikustonus und seine Stoffwechsellage ist die für die Heilungsprozesse wichtige Regenerations- und Ernährungsphase. Er stellt somit die Balance und den Kräftehaushalt wieder her.

- Sämtliche Aspekte, die in eine gesundheitsfördernde, die Gesundheitsressourcen stärkende Behandlung (gemeint sind hier die Anwendungen, die an der Körperdecke ansetzen) einfließen berücksichtigt, muss man sich stets vor Augen halten: ohne Behandler keine körperbezogene Behandlung.

Gemäß des „Uno-Actu" Prinzips wird die Behandlung im selben Moment, in dem sie vom Behandler ausgeführt wird, zeitgleich vom Behandelten konsumiert.

- Zwei Menschen treffen aufeinander und in Liebe zum Ganzen tritt die individuelle ganzheitliche Dienst-Leistung in Erscheinung.
- Ganzheitliche Dienstleistungen haben einen Bezug zur Gesundheit, wenn Sie von einer Person ausgeführt werden, die die Theorie über Ganzheit im Vollsinn verkörpert.

Gott im Innern, Gott im Außen,
wie sollt' ich jemals zweifeln dran?
Kein' Ort gibt es, wohin ich gehen
und nicht Sein Antlitz sehen kann.
Ich bin Sein Sehen und Sein Hören,
und durch der Jahresernten Reigen
bin ich der Sämann und die Saat,
Gott-Selbst entfaltend und Sein Eigen.

Invokation aus der Edda

Konzept Mindfulness-Wellness & Selbst-Management

- Sie sind im Bereich Gesundheitsvorsorge tätig und wissen, dass Gesundheit jedem Menschen angehört.
- Ihre legitime Aufgabe ist es, durch Körperanwendungen mit präventiver Ausrichtung Ihre Kunden in deren Wohlergehen zu unterstützen.
- Der große Vorteil von Wellnessmassagen ist, dass die Massagen willentlich passiv ausgeführt werden.
- Gesundheit ist ein Naturphänomen, ein natürlicher Prozess, der dem von der Natur vorgegebenen Weg folgt. Ganzheitliches Wohlergehen beruht auf der Achtung vor dem Leben und der uns innewohnenden Lebenskraft.
- Sie bestimmen, wie Sie Ihre Lebensenergie kanalisieren, damit ein Optimum an Wirkung, Leistung und Qualität Ihres Tuns erreicht wird.
- Bewusstes Selbstmanagement ist auch ein Naturphänomen und steht unter dem Schutz der Menschenwürde. Schon in der Renaissance – der Zeit der Besinnung des Menschen auf sich selbst und seine Kraft – sagte der große Philosoph Pico della Mirandola (1463–1494): Der Mensch ist ein sehr selbständiges Wesen. Da er die Würde besitzt, frei zu denken und frei zu handeln, liegt es allein an ihm selbst, wofür er sich entscheidet und ob er etwas aus sich macht.
- Wenn Sie den Weg Ihrer Individuation gehen, wenn Sie den Weg Ihres Herzens mit einem offenen Geist gehen, Sie wachsam und urteilsfrei für alles sind, werden Sie auf eine neue Art und Weise in die Welt blicken, weil Sie in einer neuen Art und Weise in der Welt sein werden.
- Wenn Sie an Ihrer Arbeit Freude haben und sich Ihre Talente und Fähigkeiten darin entfalten können, wenn Sie das Gefühl haben, am richtigen Platz zu sein, kompetent sind und wissen, hier haben Sie Ihre Domäne, hier macht Ihnen niemand ein X für ein U vor, dann sind Sie ein Wellness-Alchemist.
- Die Bezeichnung „Wellness-Alchemist" bringt das Zusammenwirken von Person in Funktion Therapeut, Achtsamkeit und Wirken zum Ausdruck.

Die Person entscheidet sich dazu, eine selbstgewählte Wellness-Therapeuten-Vorbildrolle einzunehmen. Die therapeutische Vorbildrolle erfordert Körperachtsamkeit. Wird die Aufmerksamkeit nach innen gerichtet und wird sie tief im Inneren gehalten, vermag die mit der Körperachtsamkeit einhergehende Zentriertheit das Körper-Geist-System im Gleichgewicht zu halten, das Bewusstsein in der Gegenwart zu halten. Das Bewusstsein in der Gegenwart gehalten versetzt die Person in die Fähigkeit, Gedankenmuster und -prozesse zu erkennen und mentale Aktivitäten aus sich selbst heraus in einen mentalen inaktiven Zustand der passiven Geistesgegenwärtigkeit zu bringen, um auf diese Weise die Rolle des Beobachters einzunehmen.

Die selbstgewählte Therapeuten-Vorbildrolle einzunehmen, ein/e wertneutrale/r (Selbst-) Beobachter/in zu sein, stärkt und erhält die eigene Gesundheit und die Gesundheit der zu behandelnden Person. Das die Gesundheit unterstützende erweiterte Bewusstsein bildet zum einen das Fundament, auf dem wertneutrales Beobachten – das bloße Wahrnehmen dessen was ist, fußt, zum anderen generiert es die Synergie, wenn es um ganzheitliche Gesundheitskonzepte – um den Ursprung der Gesundheit und dem dahinter liegenden Urgrund des Menschseins, geht.

Den Blick auf den ganzheitlichen Ansatz im Gesundheitsförderungs- oder Gesundheitserhaltungsprozess gerichtet, vermag die Person im Bewusstseinszustand der Verbundenheit ganzheitliches Gesundheitsmanagement und komplexe Aufgaben zu meistern. Multidimensionales Gesundheitsmanagement und komplexe Aufgaben zu meistern bedeutet für einen Wellness-Alchemisten, den Bewusstseinszustand der Gegenwärtigkeit zu meistern.

- Wenn Sie die gesammelte Hinwendung auf sich selbst praktizieren, gedankenstill bewusst jeden Handgriff und jede Bewegung spüren, sich selbst, den Körper, den Atem, die Vitalität des Herzens spüren, die aufrechte Wirbelsäule, das Becken, die Beine, die Füße, die Fußsohlen im Kontakt zum Boden/zur Erde spüren, wahrnehmen, welche Gefühle in einer lebendigen Verbindung aufkommen aber diese nicht benennen und sich durch nichts ablenken lassen (auch nicht durch die Musik im Hintergrund), dann praktizieren Sie Mindfulness-Wellness und erleben, dass tiefe Zentriertheit zur Inneren und Äußeren Harmonisierung führt. Sie bekommen Einsicht, dass da etwas Besonderes ist, dass da ein Energiefeld von Lebendigkeit ist, das zwar unsichtbar aber spürbar ist, dass Sie selbst diese Lebendigkeit sind, und dass das Besondere auf mysteriöse Art und Weise in den salutogenetischen Prozess einfließt. Ich nenne es „die subtile natürliche Wohlfühlkraft".

- Weil das Leben immer wieder dafür sorgt, dass wir die Gegenwärtigkeit nicht aufrechterhalten können, führt uns die Herauslösung oftmals in die Akzeptanz: es darf sein was ist. Akzeptanz ist ansteckend, überträgt sich auf das eigene Ich und auf das des anderen. So bleiben wir in unserer Mitte, in unserem Gleichgewicht. Die Hingabe an das was ist, lässt uns geläutert weitergehen. Entscheidend ist, immer und immer wieder tief bei sich anzukommen: in den tiefen Einklang mit sich selber.
Mit sich selbst im Einklang zu sein nenne ich „Wellness in ureigener Gesellschaft".

Wer kraft seines Wesens herrscht, gleicht dem Nordstern.
Der verweilt an seinem Ort, und alle Sterne umkreisen ihn.

Konfuzius (551–479 vor Christus)

Kapitel III – Stress-Management

Des einen Wohlbefinden – des anderen Stressfaktor

VERWÖHNMOMENTE DER EXTRAKLASSE
ENTSPANNUNG PUR – GENUSS PUR – ENTDECKE DICH NEU
WOHLFÜHLWUNDER – DIE SEELE BERÜHRT
KÖRPER – GEIST – SEELE IN EINKLANG BRINGEN

In Wellnessbetrieben wird mit einer Vielzahl an Wohlfühlangeboten geworben. Dass die verlockenden Angebote Menschen mit gesundheitlichen Problemen (seelischen Nöten, inneren Konflikten, körperlichen Gebrechen) auch ansprechen, ist nur verständlich. Wir alle wollen uns wohlfühlen, und nichts auf der Welt ist so behutsam und verletzlich wie unsere Gefühlswelt und unser Wohlbefinden.
Aber was passiert, wenn sich das erhoffte Wohlgefühl nach einer Massagebehandlung einmal nicht einstellt? In den allermeisten Fällen wird dem Masseur die Schuld gegeben. Hier rate ich dringend, nicht in die Feedbackfalle zu geraten. Manchmal haben Menschen auch das Bedürfnis, ihre Leidensgeschichte zum Ausdruck zu bringen und suchen Übereinstimmung in dem, was sie erzählen. Je intensiver man sich aber auf jemanden einlässt, umso tiefer sind Gefühl und Mitgefühl. Wer übereinstimmt, gibt von seiner Energie ab und hängt energetisch (Stimmung) in der Stimmung (Energie) des anderen mit drin. Schwierige Situationen meistern heißt, die Ruhe zu bewahren und dem kritischen Menschen nach wie vor wohlwollend sein Ohr zu schenken.
Ein/e Wellnessmasseur/in sollte die Kundenerwartung, Kundenerfahrung und Kundenzufrieden oder -unzufriedenheit ernst nehmen, ohne sie aufzunehmen. Wenn ein Kunde positive Gefühle offenbart, dann ist das Zuhören gewiss eine schöne Angelegenheit. Doch auch hier gilt, die positive Erfahrung der Person ernst zu nehmen und weder tatsächlich noch in Gedanken darauf einzugehen. Im Qi Gong spricht man vom Sehen ohne hinsehen und Hören ohne hinhören. Eine solche Arbeitshaltung verlangt vollkommene Körperachtsamkeit und uneingeschränkte Akzeptanz.

Aufgrund meiner langjährigen Erfahrung als Wellnessmasseurin kann ich berichten, dass mehr als die Hälfte der Personen, die ich massiert habe, älter als 35 Jahre waren. Etwa die Hälfte davon klagten über gesundheitliche Probleme. Die einen klagten über Muskelverspannungen, die anderen über Gelenksschmerzen, wieder andere vertrauten mit ihre gesundheitlichen Probleme oder ihre belastenden Lebensumstände an. Die Erwartungshaltung hinsichtlich der Massagewirkung war stets auf sich besserfühlen wollen ausgerichtet. Mitunter war das Eintreten in eine Behandlung, was die Stimmung der Personen betraf, nicht immer eine Well-Being-Laune. Neben erwartungsvoller Wohlfühl-Anspruchshaltung traten Gereiztheit, Hochmut, Niedergeschlagenheit, Freudlosigkeit, Ärger und vieles andere mehr auf.

Damit Sie, liebe Leserin, lieber Leser, nicht Gefahrlaufen, dem Zustrom der Kunden-Gefühlseindrücke zu erliegen, damit Sie im Gegenwartsbewusstsein bleiben und Mindfulness-Wellness praktizieren können, bietet Ihnen das Stress-Management hilfreiche Informationen, wenn es darum geht, professionell mit schwierigen Situationen umzugehen.

Wenn man sein Wissensspektrum in den Grundgesetzen der Gesundheit sowie in den Grundlagen der Psychosomatik erweitert, um die tieferen Zusammenhänge weiß, kann man sich auf das Eigentliche konzentrieren. Man gewinnt ein neues Verständnis für Ursache-Wirkung-Beziehungen, betrachtet die Leib-Seele-Aspekte der menschlichen Lebensfunktionen aus einer umfassenderen Perspektive. Das macht unbedarft(er) und stattet einen mit der nötigen Gelassenheit aus, aus der heraus man den anderen allumfassender wahrnehmen und uneingeschränkt akzeptieren kann.

Die Sache anders ausgedrückt: Man gewinnt Erkenntnisse, um diese dann wieder loszulassen. Man ist gut beraten, wenn die Spiritualität die erste Geige spielt, die Melodie des wahren Selbst in allem, was ist, ertönt. Wie in Kapitel II ausführlich behandelt, wird die Energie der Achtsamkeit als Angelpunkt für alle Aktivitäten im Leben aufrechterhalten.

... [Und alles Wissen ist eitel, es sei denn, da ist Arbeit,
Und alle Arbeit ist leer, es sei denn, da ist Liebe.
Und wenn ihr mit Liebe arbeitet, bindet ihr euch an euch selbst und
aneinander und an Gott.] ...
(Khalil Gibran: Der Prophet; Seite 27)

Die Wellness-Alchemie-Message ist:
Alles Wissen, das man sich aneignet, kann missbraucht werden, solange man sich nicht tief in seiner Natur davon berühren lässt, wenn Wissen nur im Denkorgan bleibt.
Unter diesem Umstand hat man ein Instrument, welches man im schlimmsten Fall als torpedierendes Werkzeug benutzt, um andere Menschen zu bewerten oder einzuordnen. In gewisser Hinsicht kann man damit auch Macht ausüben. Ausgeschaltet ist ein solcher Machtmissbrauch erst in dem Moment, indem man sich im tiefsten Inneren von einer Erfahrung berühren lässt.
Was man in sich selbst erfahren hat, kann man auch bei seinem Gegenüber erkennen.
Dann wird bloßes Buchwissen (Paracelsus) nicht (mehr) dazu benutzt, andere zu beurteilen oder zu verurteilen. Der andere ist zum Spiegel geworden, in dem man sich selbst erkennt. Anders formuliert: Die Psychologie wird einem klar, wenn man sich selbst erkannt hat und man sich in allen Wesen wiederfindet.

... [Arbeit ist sichtbare Liebe.
Und wenn ihr mit Liebe nicht arbeiten könnt,
sondern nur widerwillig, dann ist es besser,
ihr lasst eure Arbeit und hockt am Eingang des Tempels
und nehmt die Almosen derer,
die mit Freude arbeiten.] ...
(Khalil Gibran: Der Prophet; Seite 28)

Womit befasst sich die Psychosomatik?

... [*Die Psychosomatik befasst sich mit dem Einfluss der Wechselwirkungen von Körper, Seele und sozialer Umwelt auf Erkrankungen. Sie betrachtet jede Erkrankung unter dem Gesichtspunkt, dass somatische, psychische und soziale Faktoren in unterschiedlichem Ausmaß beteiligt sind.*] ...

(Janssen, Paul L. / Gehlen, Walter: Neurologie und Psychiatrie, Psychosomatik und Psychotherapie in Frage und Antwort für Fachberufe im Gesundheitswesen, 4. Neubearbeitete Auflage, Thieme Verlag, Begründet von Hansjörg Netolitzky; Seite 164)

Die psychosomatische Sprache

Die Sprache bietet uns eine wichtige Hilfe für das ganzheitliche Verständnis des körperlichen Geschehens. Viele unserer Redensarten zeigen, dass wir intuitiv ein Ganzheitliches und unmittelbares Verständnis für das enge Zusammenwirken bestimmter Situationen, seelischem Erleben und körperlichen Reaktionen haben. Wir wissen sofort, was gemeint ist, wenn es jemandem warm ums Herz wird, wenn jemand einen kühlen Kopf bewahrt oder kein Rückgrat hat, sich Luft macht, kopflos oder ein Geizhals ist. Schicksale gehen unter die Haut. Hat man Schulden, kann einem das Wasser bis zum Hals stehen. Gegebenenfalls macht man eine gute Miene zum bösen Spiel. Es gibt Zeiten, da hat man viel am Hals. Wem Hektik, Aufregung und Ärger auf den Magen schlagen, dem ist der Spruch der Ärger frisst nur dich, den Anlass nie, nicht bekannt.

In diesem Sinne sprechen wir sozusagen eine psychosomatische Sprache. Es offenbart sich der Zusammenhang von bestimmten Situationen, seelischem Erleben und körperlichen Reaktionen.

In unserer Erziehung, in der Schule und später im Beruf, haben wir alle sehr gut gelernt, wie wir uns anspannen, anstrengen können. „Nimm dich zusammen", „Halt dich gerade", „Tu was und streng dich an", „Freu dich nicht zu früh", „Aus dir wird nie was", „Du hast zwei linke Hände", „Sei nicht so egoistisch", sind neben den vielen „Du bist ...", „Du musst ...", „Du darfst nicht ...", „Es gehört sich nicht, ...", zu wesentlichen Grundsätzen beziehungsweise Glaubenssätzen geworden.

Gewiss, ein Ego, das große Leistungen erzielen will, kommt ohne Anstrengung nicht an sein Ziel. Hält die Anspannung aber zu lange an und kommt die andere Seite des Lebens, das Lösen der Anspannung, zu kurz, ist das Gleichgewicht gestört. Gerät ein Mensch schon bei einem relativ geringfügigen äußeren Anlass aus dem Gleichgewicht und kommt ins Rotieren, kippt aus den Latschen oder geht in die Luft, dann sind das sichere Zeichen einer Überspannung, eines Muskelhartspanns. Ein ausgeprägter Muskelhartspann verbraucht m e h r an vitaler Energie. Deshalb kommt es auch rasch zur Erschöpfung.

Wird das Gleichgewicht, das Balancehalten zwischen Anspannung und Entspannung immer wieder gestört, ist die Antwort in allen möglichen Gesundheitsproblemen zu erkennen.

Der Stressmechanismus

Die körperliche (immunologische und endokrine) Reaktion auf Stress ist immer die gleiche:

- Kampf-oder-Flucht-Reaktion,
- Hypothalamus (CRF),
- Hypophyse (ACTH),
- Hemmung der Gonadotrophinsekretion,
- Nebennierenrinde (Cortisol),
  kurzfristig: Glukoneogenese und damit Verbesserung der Anpassungsfähigkeit,
  langfristig: Mesenchymhemmung und damit Verringerung der Abwehrkräfte.

Stress bewirkt im Hypothalamus die Ausschüttung von corticotropin-releasing factor (CRF), was im Hypophysenvorderlappen die Sekretion des adrenocorticotropin Hormons (ACTH) stimuliert. ACTH gelangt über die systemische Zirkulation zur Nebennierenrinde und löst die Ausschüttung von Cortisol aus.

Wenn man sich mit dem Stressmechanismus befasst, stellt man fest, Stress ist ein buchstäblich dehnbarer Begriff.

Nach seiner Prägung von Walter Cannon im Jahr 1914 entwickelte der ungarisch-kanadische Mediziner, Biochemiker und Hormonforscher Hans Selye (1907–1982) in den 1930er-Jahren die Grundlagen vom Stress und vom allgemeinen Adaptionssyndrom. Als Ergebnis jahrelanger Versuche definierte Selye Stress wie folgt: Stress sei … [*„die unspezifische Reaktion des Körpers auf jegliche Anforderung."*] … (Walter, Bräutigam, Paul, Christian, Michael, von Rad: Psychosomatische Medizin, Ein kurzgefaßtes Lehrbuch, 5. neubearbeitete Auflage; Seite 68)

Auf Selye geht auch die Unterscheidung von Di-Stress und Eu-Stress zurück. Er erkannte, dass Stress nicht nur negativ, sondern für Gesundheit und Leistungsvermögen auch förderlich sein kann und unterschied die pathogene Form Di-Stress vom positiv belegten Eu-Stress, wobei ersterer entsteht, wenn Stressoren nahezu permanent den Organismus traktieren. Eu-Stress hingegen entsteht meist durch jeweils kurz andauernde Stressfaktoren, die in einem gesunden Maß auf den Organismus einwirken.

»Was dem Steinzeitmensch einst das Leben rettete, wird für den Zeitgenossen der modernen Industriegesellschaft zum Bärendienst.«

… [*In Akutsituationen gerät durch Aktivierung der Nebenniere der gesamte Organismus in Alarmbereitschaft, auch bekannt als „Fight and Flight Syndrom", was die rasche körperliche und seelische Reaktion auf Stress resp. Gefahrensituationen beschreibt. Dabei wird aus dem Nebennierenmark Adrenalin schlagartig freigesetzt und als Folge Glukose und Fettsäuren aus ihren Speichern, wodurch sich Herzschlag, Atemfrequenz und Muskeltonus steigern. Die damit bereitgestellte hohe potenzielle Energie soll das Überleben sichern, um auf eine unmittelbare Bedrohung angemessen zu reagieren - eben mit Kampf oder Flucht. Aber auch schon in Erwartung eines Ereignisses bereitet sich der Organismus entsprechend vor.*
Er wird in gleicher Weise aufgeputscht, wenn anstelle der physischen eine rein psychische Anforderung folgt. Diesen Mechanismus haben wir der Evolution zu verdanken. Doch was dem Steinzeitmenschen einst das Leben rettete, wird für den Zeitgenossen der modernen Industriegesell-

schaft heute zum Bärendienst. Ab und an ein bisschen Stress lässt sich durch Bewegung – Ausgleichssport am Abend – gut wieder abbauen. Bei länger dauernder Belastung jedoch wird die Stoffwechselaktivierung durch das in der Nebennierenrinde produzierte Kortisol aufrecht erhalten, denn Adrenalin ist zwar sehr stark, aber nur kurzzeitig wirksam. So kommt es unter Dauerstress zu einem allgemeinen Anpassungssyndrom (AAS), das den Organismus durch Adaption an permanente Außenreize diesen gegenüber widerstandsfähig machen soll. Es ist u.a. dadurch gekennzeichnet, dass sich die Nebenniere vergrößert und vermehrt Glukokortikoide ins Blut abgibt. Des Weiteren wird Protein abgebaut und ständig Glukose im Blut bereitgestellt, das Knochenmark bildet mehr rote und weiße Blutkörperchen.

Alles zielt auf eine erhöhte Schutzfunktion hin, damit das Blut bei Verletzung schnell gerinnt und Infektionen sofort bekämpft werden können. Logische Konsequenz ist Bluthochdruck, die freien Fettsäuren lagern sich an den Gefäßinnenwänden ab – Arteriosklerose, Herzinfarkt und Diabetes sind nicht umsonst die Leiden unserer Zeit.] ...

... *[Unter Stress zeigt sich deutlich auch die enge Wechselwirkung zwischen Nerven- und Immunsystem, was im Forschungsgebiet der Psycho-Neuro-Immunologie eingehend untersucht wird.]* ...
(vitOrgan Arzneimittel GmbH, vitOrgan Forum, 5/2008 https://vitorgan.de/)

Wirkung von Stress im Organismus

... [*Chill mal, Mama*

Gesundheit *Schon im Mutterleib entscheidet sich, wie krankheitsanfällig Kinder später sind und wie gut sie lernen können. Hat die Schwangere viel Stress, stört das die Hirnentwicklung ihres Babys. Beim guten Start ins Leben helfen: entspannte Eltern.]* ...
Das war 2017 im Spiegel in der 44. Ausgabe zu lesen.
(https://magazin.spiegel.de/SP/2017/44/154007281/index.html)

Wussten Sie, dass der ungeborene kindliche Organismus auch mit Hormonausschüttung auf Stress reagiert, die Stressachse somit falsch gestellt ist?

Man kann erahnen, dass nach der Geburt weitere Stressoren auf den Organismus einwirken werden. Nach Expertenmeinung werden die Kleinen bereits im Kindergarten damit konfrontiert. Schon in der Grundschule klagen einzelne Grundschüler über ständige Kopf- und/oder Bauchschmerzen, weil sie Ärger mit den Eltern, Geschwistern und Freunden oder Versagensängste haben.

In jedem Lebensalter und offenbar allgegenwärtig sind psychische Stoß- und Dauerbelastungen (Stress), ungenügende Entspannung und mangelnde körperliche Aktivität.

Das typische Stress-Erscheinungsbild ist die vegetative Dystonie.
Die vegetative Dystonie ist eine … [*Balancestörung des vegetativen Gleichgewichts zwischen Sympathikus- und Parasympathikuswirkung. Es entstehen dauernde, fest eingefahrene oder immer wieder gleichartig auftretende Fehlregulationen im autonomen Nervensystem,*] …

Typische Stressfaktoren, die als Ursache für die vegetative Dystonie verantwortlich gemacht werden, sind: … [*Das gesteigerte Lebens- und Arbeitstempo der technischen Welt. Reizüberflutung (Verkehr, Telefon, Massenmedien, insbesondere Fernsehen). Übersteigerte Ansprüche an das Leben mit körperlicher und seelischer Überforderung. Genussmittelmissbrauch: Kaffee, Nikotin, Alkohol. Zunahme der Konfliktsituationen beruflich, familiär, finanziell und sexuell mit emotionellen Spannungen, Sorge und Angst.*] …
(Janssen, Paul L. / Gehlen, Walter: Neurologie und Psychiatrie, Psychosomatik und Psychotherapie in Frage und Antwort für Fachberufe im Gesundheitswesen, 4. Neubearbeitete Auflage, Thieme Verlag, Begründet von Hansjörg Netolitzky; Seite 150/151)

Die Symptome der vegetativen Dystonie können sich je nach anlagebedingten Schwächen in den verschiedenen vegetativ gesteuerten Organsystemen: Blutdruck, Puls, Atemfrequenz und Verdauung manifestieren.

Wird der körpereigene Stressmechanismus zu oft ausgelöst, können Fehlregulationen am Herz-Kreislauf-System (zum Beispiel funktionelle Herzbeschwerden, Kopfschmerzen, Schwindel), an den Atmungsorganen (zum Beispiel Behinderung der Atemexkursion, Kloßgefühl im Hals) oder im Nervensystem (zum Beispiel Lidflattern, Schlafstörungen), auftreten. Sie können aber auch am Hautbild (zum Beispiel fleckige Rötung, Neigung zum Schwitzen) gesehen, an Muskeln (Muskelzuckungen, Muskelhartspann, Myogelosen) festgestellt und im Magen-Darm-Trakt (zum Beispiel Appetitlosigkeit, Neigung zu Durchfall oder Obstipation) beobachtet werden.

In einem Satz zusammengefasst: Die Leidenswege der vegetativen Regulationsstörungen können mit einer Vielzahl von psychovegetativen Störungen bis hin zu diversen Erkrankungen (die wiederum selbst zu einer Stressquelle werden können), gepflastert sein.

Ein anderes Stress-Erscheinungsbild sind die unschönen Rettungsringe am Bauch. Steht man ständig unter Strom und hält eine psychische Belastungen über Wochen oder Monate an, bleibt dadurch der Cortisol-Spiegel erhöht mit der Folge, dass der Körper beharrlich seine Fettdepots mit den überschüssigen Energiestoffen Zucker und Fett vor allem beim stoffwechselaktiven Bauchfett auffüllt.

Es ist ein alarmierendes Faktum: Stress kann zum ständigen Begleiter, zum Bärendienst, werden. Es überrascht nicht, dass Aussagen wie: „Ich werde nicht nur älter, sondern auch kränker" oder: „Je älter ich werde, umso kränklicher werde ich", in der Praxis keine Seltenheit sind.

Nachfolgend ein paar aufschlussreiche Nachrichten.

T-Online (2011)
… [*Großteil der Deutschen im Job überlastet*] …

… [*Psychische Erkrankungen sind stark angestiegen*

Und die Auswirkungen des zunehmenden Drucks am Arbeitsplatz machen sich deutlich bemerkbar: Die Zahl psychischer Erkrankungen bei Arbeitnehmern in Deutschland ist im vorigen Jahr so stark angestiegen wie noch nie. 2010 gab es 13,5 Prozent mehr Krankheitstage wegen psychischer Leiden, ergab der aktuelle DAK-Gesundheitsreport. Depressionen und andere Psycho-Störungen machten ein Achtel des gesamten Krankenstandes aus. Diese Diagnosen spielen eine fast doppelt so große Rolle wie noch 1998.] …
(https://www.t-online.de/finanzen/jobs/id_47691528/stress-im-job-grossteil-der-deutschen-ueberlastet.html/)

Focus online (2013)
… [*Stress und Leistungsdruck*
Jeder fünfte Deutsche ist im Job völlig überfordert] …
… [*Jeder zweite Deutsche fühlt sich am Arbeitsplatz unter Zeitdruck und beklagt, dass er zu viele Aufgaben gleichzeitig erledigen soll. Jeder Fünfte ist völlig überfordert. Erträglich wird die Belastung vor allem durch hilfsbereite Kollegen.*] …
(https://m.focus.de/gesundheit/ratgeber/psychologie/news/stress-und-leistungsdruck-jeder-fuenfte-deutsche-ist-im-job-voellig-ueberfordert_aid_908029.html/

t3n (2018)
… [*Studie – die Arbeitskraft wird durch Digitalstress geschwächt*] …

… [*Stress mit der Digitalisierung am Arbeitsplatz schwächt die Arbeitskraft. Das legt eine neue Studie von Wissenschaftlern der Universität Augsburg nahe, die insgesamt 2.640 Arbeitnehmer befragten.*

Demnach leidet mehr als die Hälfte der Arbeitnehmer, die sich hohem digitalen Stress ausgesetzt sehen, unter Rückenschmerzen, Kopfschmerzen und allgemeiner Müdigkeit. „Nachweislich verringert übermäßiger digitaler Stress die berufliche Leistung, um zugleich mit einem starken Work-Life-Konflikt einherzugehen", heißt es in der am Montag veröffentlichten Mitteilung der Uni.] ...
(https://t3n.de/news/studie-die-arbeitskraft-wird-durch-digitalstress-geschwaecht-1126592/)

T-Online (2019)
*... [**Wegen psychischer Probleme***

Zahl der Krankentage seit 2007 verdoppelt] ...

... [Die Zahl der Krankentage wegen psychischer Probleme und Verhaltensstörungen hat sich innerhalb von zehn Jahren in Deutschland verdoppelt – von rund 48 Millionen im Jahr 2007 auf 107 Millionen im Jahr 2017. Das geht aus einer Antwort des Bundesarbeitsministeriums auf eine Anfrage der Linksfraktion im Bundestag hervor, die den Zeitungen der Funke Mediengruppe vorliegt. Danach haben sich die daraus resultierenden wirtschaftlichen Ausfallkosten in diesem Zeitraum sogar fast verdreifacht – von 12,4 Milliarden auf 33,9 Milliarden Euro.

Das sind die häufigsten Ursachen für Fehltage

Psychische Erkrankungen und Verhaltensstörungen sind die dritthäufigste Ursache für Fehltage (15,2 Prozent), nach Erkrankungen des Muskel-Skelett-Systems (20,9) und Atemwegsleiden (16,0).] ...
(https://www.t-online.de/gesundheit/id_85468352/zahl-der-krankheitstage-seit-2007-verdoppelt.htm1)

Die Weltgesundheitsorganisation (WHO) hat Stress zu einer der größten Gesundheitsgefahren des 21. Jahrhunderts erklärt.
Abgesehen von der Vielzahl an stressigen Arbeitsbelastungen, der breiten Palette an körperlichen und emotionalen Belastungen, lösen Infektionen, Verletzungen, Verbrennung und Strahleneinwirkung ebenfalls Stressreaktionen im Organismus aus.

Unser Nervensystem macht zuweilen von seiner Fähigkeit Gebrauch, in einer Periode der übermäßigen Belastung abzuschalten, sagte der sowjetisch-russische Großmeister im Schach, Alexei Suetin (1926–2001).

Ich vermute, Suetin hatte die Kenntnis, dass das Brettspiel der Könige nicht nur psychisch-mental höchstes Niveau fordert, sondern mitunter auch die Psyche überfordern und Stress verursachen kann.

Von Suetins Aussage kann man ableiten, dass das menschliche Nervensystem extrem belastbar ist, es anspruchsvolle Anpassungsprozesse zu meistern vermag.

Das Faktum, dass das Nervensystem in Perioden übermäßiger Belastungen auch mal streikt und wie Suetin sagt abschaltet, hängt damit zusammen, wie stressig eine Situation für das Nervensystem des jeweiligen Menschen ist. Das wiederum hängt vor allem davon ab, welche genetischen, epigenetischen und erlernten Strategien und Handlungskonzepte dieser Mensch hat, um mit (s)einer Stresssituation fertigzuwerden.

Elektrosmog (Elektrophysikalische Feldbelastungen im häuslichen Wohn-Lebensumfeld)

Unsere moderne Zivilisation bringt uns schon seit über 100 Jahren die Segnungen der elektrischen Energie in unsere Häuser und in unsere Arbeitswelt. Das hat uns enorme Vorteile und Bequemlichkeiten beschert. Ebenso sind die modernen Informations- und Kommunikationstechnologien aus unserem Leben heute nicht mehr wegzudenken. Aber wie in so vielen Bereichen unseres Lebens gibt es auch hier zwei Seiten einer Medaille. Die zweite Seite bedeutet nämlich, wir erkaufen uns die Bequemlichkeiten mit Abstrichen an unserer Gesundheit, wenn wir nicht bewusst damit umgehen. Im Bewusstsein dessen, was wir bisher über das menschliche Energiesystem erfahren haben, erklärt sich von selbst, dass das fein abgestimmte Kommunikationssystem unseres Organismus (welches mit feinsten Strömen auf unterschiedlichsten Frequenzen arbeitet) durch technisch modulierte Felder irritiert werden kann und auf Dauer die Regulationssysteme überfordert werden können. Im schlimmsten Fall führen Elektrosmog-Dauerbelastungen zu Überlagerungen der uns umgebenden natürlichen elektromagnetischen Felder.

Erreichen die natürlichen elektromagnetischen Felder die Körperzellen nicht mehr, führt das zu Störungen in unserem Zellstoffwechsel. Krankheitssymptome wie Kopfschmerzen, Sehstörung, Tagesmüdigkeit, Blutdruckentgleisung, Schlaflosigkeit oder Schäden an der Blut-Hirn-Schranke und an der Erbsubstanz (um nur die wichtigsten zu nennen) sowie oxydativer Stress sind die Folgen.

In der Antike beschäftigten sich die alten Griechen mit elektrostatischen Aufladungen. Wir beschäftigen uns heute mit den vielen Facetten des Elektrosmogs.

Unterschiedliche Messverfahren, in denen physikalische Einflüsse und Umweltbelastungen in Innenräumen mit wissenschaftlichen und reproduzierbaren Messtechniken ermittelt und nachgewiesen werden können, bietet die Baubiologie beziehungsweise der/die baubiologische MesstechnikerIn. Er/sie kann die Einwirkungen der technisch erzeugten hoch- und niederfrequenten elektromagnetischen Felder, die Feldquellen, untersuchen und ein Belastungsprofil erstellen.

Die Baubiologie selbst blickt zurück auf über 35 Jahre Untersuchungserfahrung. Untersuchungsergebnisse (gewissermaßen Tausende von

Fallbeispielen) bestätigen immer wieder, dass nach Eliminierung von Feldquellen – vor allem an Schlafplätzen – der Mensch eine deutliche Verbesserung seiner gesundheitlichen Situation erfährt.

Besonders betont sei aber, dass in vielen Fällen nicht nur eine Ursache für die Verschlechterung der Gesundheit festzustellen war/ist. Nicht selten kommt eine Vielzahl von Faktoren zusammen, was letztendlich das Fass zum Überlaufen bringt.

Welche Feldquellen gibt es in unserem Wohnumfeld?

Ich bedanke mich bei Herrn Norbert Clericus, Baubiologe, https://wohngesundleben.de, dessen kurze Zusammenfassung über Elektrophysikalische Feldbelastungen ich hier wiedergeben darf.

1. Niederfrequente elektrische Felder (in der Regel 50 Hz oder 16,7 Hz Bahnstrom)

Diese Felder sind die am häufigsten im Wohnumfeld (besonders am Schlafplatz) anzutreffenden Feldarten. Die Quellen sind: die Kabelinstallation im Haus und elektrische Geräte, welche auch höhere als 50 Hertz-Felder abgeben können. Die Feldursache ist die Spannung von normalerweise 230 Volt, welche annähernd immer konstant ist, wodurch auch die Felder konstant sind, wenn sich darin nichts bewegt.

Tipps zur Vermeidung der Felder:
- keine losen Kabel (Verlängerungskabel) und elektrische Geräte mit Netzanschluss in Schlafplatznähe,
- Netzfreischalter einbauen (vorher messen lassen),
- bei Häusern in Leichtbauweise wie zum Beispiel Fertighäuser, Holzhäuser und Dachgeschosswohnungen möglichst abgeschirmte Elektroinstallation verwenden,
- Heizkissen und Heizdecken vermeiden oder ausstecken,
- bei Wasserbetten Heizung beziehungsweise Zuleitung ausstecken.

2. Niederfrequente magnetische Felder (in der Regel 50 Hz oder 16,7 Hz Bahnstrom)

Magnetfelder gehen meist von Versorgungsleitungen aus, in denen hohe Ströme fließen (zum Beispiel Erdkabel, Hochspannungsleitungen oder Dachversorgung). Aber auch Transformatoren, Nachtspeicheröfen oder elektronische Geräte können Feldquellen darstellen, welche Magnetfelder in auffälliger Stärke produzieren. In der Nähe liegende elektrifizierte Bahntrassen sind meist auch sehr auffällig. Magnetfelder können sich ständig ändern, da ihre Stärke abhängig vom Stromfluss ist. So ist in vielen Fällen nachts mit geringeren Feldern zu rechnen als tagsüber. Aufzeichnungen der Feldstärken über mehrere Tage werden von Baubiologen empfohlen.

Tipps zur Vermeidung der Felder:
- Radiowecker, Niedervolt-Halogenlampe und andere elektronische Geräte in Schlafplatznähe vermeiden,
- bei Häusern mit Dach-Stromversorgung möglichst kein Schlafplatz im DG einrichten. Messung empfohlen,
- Schlafraum möglichst abgewendet von der Straße einrichten,
- Nachtspeicherofen und elektrische Fußbodenheizung vermeiden,
- bei Fotovoltaik-Anlagen den Wechselrichter-Standort möglichst mit großem Abstand zum Schlafplatz,
- bei Mehrfamilienhäusern den Schlafraum möglichst nicht in der Nähe von Heizungsraum, Technikräumen oder Stromverteilern einrichten.

3. Elektrische Gleichfelder (statische Aufladungen)

Technisch erzeugte Gleichspannung (wie zum Beispiel in der Höhe von Fotovoltaik-Anlagen) kommt im häuslichen Umfeld selten vor. Die Spannungen sind zu niedrig, um gesundheitsschädlich relevant zu sein. Anders ist es bei Aufladungen durch synthetische Materialien wie Teppichböden, Vorhänge, Tapeten, Kuscheltiere, Laminatböden, Textilien et cetera. Hier können mehrere tausend Volt Oberflächenspannung auftreten.

Tipps zur Vermeidung der Felder:
- möglichst Verzicht auf synthetische Materialien,
- auf ausreichende Luftfeuchtigkeit achten. Die Spannungen bauen sich bei niedriger Luftfeuchtigkeit nur langsam ab.

4. Magnetische Gleichfelder (Magnetisierung von Eisen/Stahl)

Betrifft vor allem den Schlafbereich, in der Regel hält sich hier der Mensch mehrere Stunden auf, im Schlafmodus ist der Organismus den Feldern ungeschützt ausgeliefert. Die häufigsten Quellen sind: Federkernmatratzen, Magnetmatten/-Matratzen, Stahlarmierungen in Böden und Wand, Heizköper.

Tipps zur Vermeidung der Felder:
- Bettgestell möglichst nicht aus Stahl,
- Federkern oder Boxspring-Matratzen vermeiden,
- metallische Teile wie Heizkörper oder Stahlträger sollten mindestens einen Meter Abstand zum Schlafplatz haben,
- überprüfen, ob Wände oder Böden Stahlteile, Rohre, Armierungen enthalten,
- starke Magnete (zum Beispiel Lautsprecherboxen) sollten mindestens zwei Meter Abstand zum Schlafplatz haben.

5. Hochfrequente Strahlung (meist Mobilfunk)
Das sind die Feldbelastungen, welche sich in den letzten 20 Jahren am stärksten und schnellsten im häuslichen Umfeld breitgemacht haben. Die häufigsten Quellen sind heute: WLAN-Router, DECT-Schnurlostelefone, externe Sendemasten mit GMS, UMTS, LTE, TETRA, Digitalfernseh- und Radiosender, Radar.

Tipps zur Vermeidung der Felder:
- wenn möglich, schon bei der Auswahl von Grundstück oder Haus überprüfen, ob starke Sendeanlagen in der Nähe sind,
- WLAN-Router möglichst weit entfernt von den Hauptaufenthaltsplätzen montieren. Wenn möglich Datenleitung LAN (Kabelverbindung) verwenden,
- WLAN-Router über Nacht ausschalten (Hauptfunktionen lassen sich allermeist deaktivieren) und tagsüber WLAN nur aktivieren, wenn unbedingt nötig,
- eingebaute DECT-Sender für Mobilteile, die ständig senden, sollte man deaktivieren, das Telefon inklusive Basisstation mit Eco-Modus an der vorgesehenen Buchse anschließen. Empfehlenswert sind Schnurlostelefone, die nur strahlen, wenn telefoniert wird,
- beim Kauf eines Mobiltelefons auf einen möglichst geringen SAR-Wert achten. Der SAR (spezifische Absorptionsrate) ist das Maß für die Absorption von elektromagnetischen Feldern in biologischem Gewebe,

- weitere Funkanwendungen sind digitale Fernseh- und Radiosender, Bluetooth-Anwendungen (Kopfhörer), funkgesteuerte Heizungs-Ablese-Geräte, Smarte Stromzähler, Babyphone, elektronische Kinderspiele (Wii-Games).

Spannungsfelder eruieren

Die Perle kann ohne Reibung nicht glänzen, der Mensch ohne An-
strengung nicht vervollkommnet werden.
Konfuzius (551–479 vor Christus)

Störungen im körpereigenen Energiehaushalt aufgrund von Stress
– obgleich die Organsysteme permanent daran arbeiten, den Körper gesund zu erhalten – können anhand eines individuellen Stress-
Managements behandelt werden.
Die Crux ist: Krankmachende Situationen werden bewusst gemacht.
Es ist eine traurige Tatsache, dass in unserer Gesellschaft ein Leben
ohne Di-Stress leider undenkbar ist.
Wie schon erwähnt, sind die Spannungsfelder mannigfaltig. Stress
mit der Zeit, mit dem Chef, mit dem Geld, mit dem Partner, mit
den Kindern, mit der Verwandtschaft, mit der Nachbarschaft, mit
uns selbst. Die Liste ist fast endlos.
Dazu kommt wie ebenfalls schon erwähnt, dass, wann immer man
den Sorgen eines Menschen die Aufmerksamkeit schenkt (in Gedanken mitgeht), man selber – genau an diesem Punkt – in demsel-
ben Spannungsfeld der inneren Erlebniswelt dieses Menschen steht.
Umgangssprachlich ausgedrückt: Man leidet mit.
Natürlich kennen nur Sie Ihre Stresssituation(en) und nur Sie können wissen, wie Sie, Ihrer Mentalität entsprechend angemessen, den
Stressabbau bewerkstelligen. Manchmal möglicherweise geplant
und gezielt durchgeführt, manchmal vielleicht auch als unbewusste Reaktion. Spätestens aber, wenn Sie sich fragen, warum Sie sich
nicht wohl fühlen, obwohl Sie Tag aus Tag ein Ihr Bestes geben, ist
es höchste Zeit für eine Auszeit, in der Sie überdenken sollten:

- Fühlen Sie sich nach der Arbeit zufrieden und sehen beschwingt
  und motiviert anderen Aktivitäten entgegen? Oder sind Sie un-
  zufrieden, ausgelaugt, müde und unternehmungsunlustig.
- Was bereitet Ihnen ganz persönlich Stress? Zum Beispiel Per-
  fektionismus, Leistungs-/Erfolgsdruck, Zeitdruck, Konkurrenz,
  Mobbing, Überforderung, mangelnde Anerkennung, Angst um
  den Job, Unsicherheit, Befangenheit. Was können Sie tun, damit
  Sie nicht krank werden?

- Seien Sie sich bewusst, wenn Stressoren zwar erkannt werden, man es aber vorzieht, diesen keine Aufmerksamkeit zu schenken, man dadurch den Stress nicht los wird. Der Stress sucht sich einen Zufluchtsort im Energiefeld, im Körpergefüge, wo er sich in allen möglichen Gesundheitsstörungen Ausdruck verschafft.
- Physikalische Belastungen, die Ihnen Stress machen können, können Elektrosmog, dunkle, sauerstoffarme Räume, stundenlange Computerarbeit, Neonlicht sein.
- Wo läuft in Ihrem Körper Stress ab? Zum Beispiel Kopfschmerzen, Bauchschmerzen, Rückenschmerzen oder auch Zahnschmerzen, Haut- und Haarprobleme.
- Wie gehen Sie in belastenden Situationen mit sich selbst um? Zum Beispiel essen, hungern, Süßigkeiten naschen. Werden Sie zum Schnellesser, essen Sie unregelmäßig, zu viel und vor allem auch das Falsche? Oder achten Sie auf sich – Sie gönnen sich eine Oase zum Auftanken zum Beispiel aktive Entspannung, Meditation, Spaziergang in der Natur, Saunabesuch.
- Gehen Sie schwierigen Situationen aus dem Weg? Oder stellen Sie sich den Konflikten des Lebens. Versuchen Sie Konflikte zu verdrängen oder gar anderen anzulasten? Oder haben Sie sich ein Selbsthilfeprogramm angeeignet, das Sie aktivieren können, auf dass Sie quasi den Stier bei den Hörnern packen können.
- Behaupten Sie von sich, dass Sie Ihre Selbständigkeit leben? Eine Selbständigkeit, die nicht Machtausübung und Einflussnahme meint, sondern die absolute Übereinstimmung von Ihnen mit Ihren Gefühlen und Bedürfnissen.
- Wie sind Ihre Arbeitsbedingungen, wie ist der Umgang mit Vorgesetzten, mit Kollegen? Sind Sie als Angestellte/r mit Ihrem Gehalt und mit Ihrer Arbeitszeit einverstanden? Sind Sie selbständig, dann müssen Sie flexibel und anpassungsfähig sein.

Gesundheitsgefährdende Folgen von Stress können sein:

- das Herz-Kreislauf-System betreffend: funktionelle Herzbeschwerden, Kreislaufprobleme, Schwindelgefühl, Kopfschmerzen, Ohrensausen, Neigung zu Erröten oder Erblassen, muskuloskelettal: Muskelhartspann, Myogelosen, (Rückenschmerzen), Zähneknirschen, Gelenkbeschwerden,
- das Immunsystem betreffend: Abwehrschwäche, Infektanfälligkeit,
- die Atmungsorgane betreffend: Behinderung der Atemexkursion, erschwertes Durchatmen, Gefühl die Brust oder der Hals sei wie zugeschnürt, ein Kloßgefühl im Hals,
- den Magen-Darm-Trakt betreffend: Appetitlosigkeit, Verkrampfung im Magen-Darm-Bereich mit Verdauungsbeschwerden, Durchfall, Obstipation,
- auf kognitiv-emotionaler Ebene: Denkblockaden, Konzentrations- und Leistungsstörungen, Nervosität, Unausgeglichenheit, Reizbarkeit.

Das menschliche Energiesystem in Achtsamkeit

Achtsamkeit ist ein aufmerksames Beobachten, ein Gewahrsein, das völlig frei von Motiven oder Wünschen ist, ein Beobachten ohne jegliche Interpretation oder Verzerrung.
Jiddu Krishnamurti (1895-1986)

Der Benediktinermönch, Zen-Meister, Mystiker und Erfolgsautor Willigis Jäger sagte einmal: *Es gibt eine Gottfinsternis!*

Damit uns die Gottfinsternis nicht trifft, will ich noch einmal die positiven Auswirkungen von Achtsamkeit aufführen.

- Die Energie der Achtsamkeit ermöglicht, dass man sich in seiner persönlichen Ausprägung und Einzigartigkeit unvoreingenommen anschauen kann. Sie ermöglicht, dass man sich gefühlsmäßig zutiefst verstehen lernen kann, Verständnis und Akzeptanz für die eigene Person entwickeln kann.
- Wer die Herausforderung annimmt und seine Gedanken und deren Resonanz im Körper wahrnimmt, ohne zu werten und ohne die eigenen unakzeptablen Gedanken anderen anzulasten, der befreit sich nach und nach von Fixierungen an alte Programme, Glaubenssätze, innere ungesunde Überzeugungen.
- Wer die Herausforderung annimmt und die Aufmerksamkeit von der Vergangenheit und von der Zukunft abkoppelt, wann immer dies nicht benötigt wird, der kommt mehr und mehr in seine wahre Wesenskraft.
- Die Weisheit und die Kraft des Augenblicks führt in die Selbsterkenntnis. Selbsterkenntniss wurzelt in der Seinsfühlung, im Denken kann die Präsenz des wahre Selbst nicht wahrgenommen werden.
- Mit der Selbsterfahrung findet eine subtile ungewöhnliche Veränderung in den direkten Beziehungen zu sich selbst, zwischen den Mitmenschen, der unmittelbaren Umgebung, darüber hinaus mit dem ganzen Leben statt.
- Ein Benefit der Achtsamkeitspraxis ist, dass unser Bewusstsein in sich selbst ruht, wir in diesem Bewusstseinszustand unser wahres Potential entfalten - auch unter Stresssituationen.

Die Wellness-Alchemie-Message ist:
Stress hat auch für Beschäftigte im Gesundheitswesen viele Gesichter und auch im Wellnessbereich gilt: Was für die eine Person eine Belastung und stressig ist, kann für die andere eine bejahende Herausforderung darstellen. Jedoch stellt jede unphysiologische Anforderung an das vegetative Nervensystem einen Stressfaktor dar, der, wenn er auch noch zur Dauerbelastung wird, Fehlregulationen der Körperfunktionen bewirkt und folgend gesundheitsschädlich wirkt.

Das lebendige Leben muss etwas unglaublich Einfaches sein,
das Alltäglichste und Unverbogenste, etwas Tagtägliches
und Allstündliches, etwas dermaßen Gewöhnliches, dass wir einfach
nicht glauben können, dieses Einfache könnte es sein, und deshalb
gehen wir schon so viele Jahrtausende an ihm vorüber, ohne es zu be-
merken und zu erkennen.
Fjodor M. Dostojewski (1821-1881)

Konzept Mindfulness-Wellness & Stress-Management

5 + 2 -Schritte-Programm zur Problemlösung

Mit welcher Grundhaltung Sie in Ihrem Leben an Ihre Lebensaufgaben herangehen,
- ob mit einem Optimismus, der den Kontakt zur Realität hat
- oder eher pessimistisch, zaudernd und unterwürfig gestimmt
- oder mit einem konstruktiven Pessimismus,

das beeinflusst von vornherein den Erfolg oder Misserfolg Ihrer Handlungen.

Ein Mini-Selbsthilfeprogramm, wie Sie mit einem Minimum an Aufwand den von Misserfolg besetzten Jetzt-Zustand (Ist-Zustand) in den von Erfolg gekrönten Ziel-Zustand (Soll-Zustand) verwandeln können, ist, dass Sie in Schritt 1–5 Ihre Gedankenenergie einsetzen. Gedanken sind Schwingungen, sind Energie, und diese lassen sich durch Gedanken auch verändern.
In Schritt 6+7 wird die Spiritualität ins Stress-Management einbezogen.

Schritt 1:
Problemdefinition/Problem wahrnehmen und beschreiben.

Schritt 2:
Bedingungsanalyse/Problem in Zusammenhänge stellen und analysieren.

Schritt 3:
Zielanalyse und Lösungsauswahl/mögliche Ziele aufstellen und Lösungen sammeln, danach auswählen.

Schritt 4:
Lösungsrealisation/Lösungen durchführen.

Schritt 5:
Lösungskontrolle.

Schritt 6:

- Erkennen: ansehen, was im Hier und Jetzt da ist.
- Akzeptieren Sie, was da ist, dadurch entspannen Sie sich. Die Dinge sind nun mal im Moment so.
- Wenn Sie sich ein ehrgeiziges Ziel gesetzt haben, lassen Sie das Ziel los, investieren Sie Ihre Energie in den Prozess – in das Handeln, in die Aktivitäten, um dieses Ziel zu erreichen – und nicht in das Ergebnis.
- Führen Sie fruchtbare Gespräche.
- Es ist äußerst heilsam, keine Rangordnung, keine Über- oder Unterordnung des anderen im Wert, kein Einschätzen, kein Einordnen, kein Bewerten, kein Verurteilen des anderen zu praktizieren.
- Seien Sie sich bewusst: Jede Äußerung, die Sie über einen anderen machen, hat ihre Entsprechung bei Ihnen selbst.
- Schaffen Sie sich eine feste Zeit für sich.
- Schaffen Sie sich Rituale, beispielsweise spazierengehen, radeln, lesen, aktiv entspannen, meditieren, praktizieren Sie Wellness in ureigener Gesellschaft.
- Erforschen Sie sich selbst, werden Sie zum Beobachter von sich selbst. Die persönliche Ausprägung und Einzigartigkeit, die eigene innere Erlebniswelt und das Konzept, das Sie von sich selber haben, wird greifbar, wenn Sie es anzugehen und zu verstehen versuchen.
- Wie können Sie es angehen?
- Hören Sie sich Prophezeiungen mit: kann ich nicht, schaff ich nicht immer oder nie sagen? Das macht Stress, verabschieden Sie sich davon. Richten Sie sich nach realistischen Möglichkeiten statt nach Hindernissen aus, behalten Sie Ihre Träume im Hinterkopf, glauben Sie an sich selbst und konzentrieren Sie sich auf die Erfahrungsbereiche Körper, Gefühle, Denkprozesse.
- Wenn ein Problem in Ihnen brodelt, nachfragen: Was geschieht in meinem Körper? Wie drückt sich das Problem in meinem Körper aus? In welchem Körperteil fühle ich es? Welches Gefühl ist damit verbunden und welches Bedürfnis liegt hinter diesem Gefühl?
- Was denke ich? Welche Gedanken und Bilder sind mit dem Problem verbunden? Welche Glaubenssätze, Prinzipien lenken meine Wirklichkeit?

- Legen Sie sich ein Notizheft zu, schreiben Sie auf, was Sie beschäftigt. Sie werden bald herausfinden, welche Veränderungen anstehen.
- Studieren Sie die Begriffe Spiritualität und transpersonal, lesen Sie entsprechende Bücher, stöbern Sie auf YouTube – Passendes wird Ihnen direkt ins Auge springen.
- Nach dem Ursache-Wirkungsprinzip geschieht in Ihrem Leben nichts, was nicht auf irgendeine Weise mit Ihnen zu tun hätte.
- Die Gedanken zu managen und Achtsamkeit zu praktizieren, heißt (nach dem Gesetz der Resonanz), zum bewussten Schöpfer seines Lebens werden.
- Loslassen: Loslassen bedeutet Neuland betreten. Lassen Sie nach und nach los, was Ihrer Entwicklung nicht (mehr) dienlich ist. Hören Sie auf, Probleme als ICH oder MEIN zu betrachten – Identifikation schafft Abhängigkeit. Nichtidentifikation schafft Klarheit, lässt Sie allem und jedem gegenüber neutral werden, lässt Sie auf eine neue Art und Weise in der Welt sein.
- Haben Sie Vertrauen in Ihren Individuationsprozess, behalten Sie ein offenes Herz, das sich auf Gefühle einstimmt, und behalten Sie einen klaren Kopf, der es Ihnen ermöglicht, gedankenlose Aufmerksamkeit zu praktizieren.

Schritt 7:
Der *Wellness-Alchemist* betrachtet den Menschen mit paracelsistischen Augen in seinem ganzheitlichen Dasein. Jeder Mensch wird in seiner wesensmäßigen Vollkommenheit geachtet und wertgeschätzt. Aus diesem Grund dringt der *Wellness-Alchemist* in jedem Kapitel tiefschürfend in das Thema „ganzheitliches Gesundheitsmanagement" ein.
Ob Sie den Informationen Glauben schenken oder nicht, darum geht es in diesem Buch nicht. Glauben Sie nichts – prüfen Sie selbst. Auf der einen Seite wird sich dem Verstand die eine oder andere Botschaft entziehen. Auf der anderen Seite werden Botschaften möglicherweise einen Aha-Effekt auslösen. In diesem Fall bleibt die Verinnerlichung einer Botschaft im Rahmen der Möglichkeiten von jedem Einzelnen selbst, der/die sich inspiriert fühlt.
Die eine oder andere Botschaft mit paracelsistischen Augen zu sehen ist denkbar möglich.

– wenn alle Systeme des Körpers, des Gehirns und des Geistes im Einklang miteinander sind,
– wenn Atmung, Nahrung und Stoffwechselprozesse im ständigen Wechsel von Ladung und Entladung mit der Lebensenergie synchron laufen - die Lebensenergie frei fließen kann,
– wenn Sie meditieren,
– wenn Sie „das Besondere" in Ihrer Einzigartigkeit wahrnehmen können,
– wenn Sie „das Besondere" in jedem Menschen wahrnehmen können,
– wenn Sie das „Besondere" in allen äußeren Erscheinungen wahrnehmen können,
– wenn sich Ihnen die fühlbare Verbindung zur Natur auftut, die allgegenwärtige Lebenskraft (wieder) gefühlt wird,
– wenn Sie im „Flow" sind, wenn alles wie am Schnürchen läuft, Sie konzentriert, kreativ, produktiv, glücklich und zufrieden sind,
– wenn Ihnen ihr wahres Selbst einen unbezweifelbaren, glasklaren „Fingerzeig" serviert, Sie sozusagen in das stille Wissen um die transzendente Wirklichkeit eingeweiht werden,
– wenn ein Schicksalsschlag eine innere Wandlung bewirkt,
– das Gebet.

• Ein Instrument zur Stress-Reduktion und -Bewältigung.
– Das (meiner Meinung nach) kostbarste, wohlklingendste und geeignetste Instrument zur Stress-Bewältigung erspähen Sie im Konzertsaal: Bewusstseinszustand der Gegenwärtigkeit.
– Das Instrument, beziehungsweise die Symbolik des Instruments, ist natürlich etwas, das Sie nicht kaufen können. Sie müssen selbst die Initiative ergreifen und zum Instrumentenbauer werden, es herstellen und es sich dann auch selbst aneignen. Und augenblicklich beglücken Sie sich selbst.
– Mucksmäuschen-gedanken-still im Konzertsaal zugegen, lauschen Sie das musikalische Werk „Die Harmonie der stressfreien Seins-Fühlung".
Und augenblicklich beglücken Sie ihr wahres Selbst.
Dieses flüstert Ihnen leise zu:
Lass dich musikalisch außergewöhnlich von der Passage „return home" – „home sweet home" pianissimo possibile verzaubern.

Kapitel IV – Ernährungs-Management

Wir leben nicht, um zu essen, wir essen, um zu leben.
Sokrates (469–399 vor Christus)

Viel Wahrheit steckt meiner Meinung nach in dem Spruch
Der Mensch ist, was er isst. (Paracelsus)
Schon in der Antike wusste man, dass manche Nahrungsmittel die
Gesundheit fördern, andere sie wiederum belasten – eine eher negative Wirkung auf den Organismus ausüben.
Der Ausspruch des großartigen Hippokrates (um 460 vor Christus):
*Eure Nahrungsmittel sollen Heilmittel sein, und eure Heilmittel sollen
Nahrungsmittel sein,* gilt als Grundsatz der natürlich ausgerichteten
und gesundheitsfördernden Ernährung.
Auch in der ganzheitlichen chinesischen Ernährungslehre, die seit
über 3.000 Jahren in die Chinesische Medizin integriert ist, soll
ein Gericht nicht nur schmackhaft sein, sondern auch eine gezielte
gesundheitsfördernde Wirkung haben. Die Nahrungsmittel sollen
dem Körper Lebensenergie (Qi) zuführen.
Qi umschreibt die Lebensenergie des Menschen und ein Qi-Mangel
ist bei den Chinesen die erste Stufe in der Krankheitsentwicklung.
Übrigens, das Credo der chinesischen Medizin lautet: Überragende Ärzte verhindern Krankheiten, mittelmäßige heilen noch nicht
ausgebrochene Krankheiten, unbedeutende Ärzte behandeln bereits
bestehende Krankheiten.

Die vorstehenden Ratschläge beruhten beziehungsweise beruhen
auf der Annahme, dass einzelne Bestandteile eines Nahrungsmittels einen positiven Einfluss auf bestimmte Funktionen des Körpers
ausüben, jeder Nährstoff eine spezifische Aufgabe im Stoffwechselgeschehen zu erfüllen hat. Zu den Nahrungsbestandteilen beziehungsweise Nährstoffen gehören: Eiweiße, Fette, Kohlenhydrate,
Vitamine, Mineralstoffe, Spurenelemente, Ballaststoffe, (Wasser).

Heute weiß man, dass für die Gesunderhaltung des Körpers zum einen die Zusammensetzung der Nahrungsbestandteile, zum anderen der Nährstoffgehalt und der Energiegehalt der Nahrungsmittel eine wichtige Rolle spielen.

Wie in Kapitel II über das menschliche Energiesystem schon erläutert, nehmen wir mit der Nahrungsaufnahme direkt Einfluss auf unseren Energiehaushalt. Der Körper braucht zum richtigen Funktionieren eine ausgewogene, abwechslungsreiche Ernährung, genügend Sauerstoff für die biologische Oxidation der Nährstoffe, ein intaktes Herz-Kreislaufsystem, gesunde Ausscheidungsorgane, eine ordentliche Entschlackung sowie ein gewisses Gleichgewicht von Anspannung und Entspannung, sprich Bewegung und Ruhepausen.

So unterschiedlich die Lebensmittel heutzutage sind, so sehr unterscheiden sie sich in den Eigenschaften: verarbeitet, unverarbeitet, Frischeeigenschaft, Frischequalität.

Es gibt Studien, die besagen, dass eine natürliche, frische Ernährung, Zivilisationskrankheiten vorbeugen und lindern kann. Daraus kann man folgern, dass die Qualität eines Lebensmittels nicht nur am Gehalt bestimmter Inhaltsstoffe festgemacht wird, sondern auch die Zusammenhänge von Lebensenergie und organischer Materie entdeckt wurden.

Es war der Biophysiker Prof. Dr. Fritz-Albert Popp (1938–2018), der in seinen Forschungen über Biophotonen (Photonen = Lichtquanten) feststellte, dass sich in Lebensmitteln Biophotonen messen lassen. Je natürlicher und frischer ein Lebensmittel ist, umso mehr Biophotonen lassen sich messen. Somit ist die maximale Lebensmittelqualität für eine maximale Ordnung im Organismus entscheidend.

Und was ist mit den industriell verfälschten Nahrungsmitteln? Es ist lange schon bekannt, dass bei den meisten Verfahren der Lebensmittelverarbeitung wertvolle Inhaltstoffe vermindert oder zerstört werden.

Und was ist mit den Lebensmittelzusatzstoffen wie Konservierungsmittel, Verdickungsmittel, Aroma- und Geschmacksstoffe, Geschmacksverstärker, Süß- und Farbstoffe und den vielen anderen chemischen Substanzen? Es ist nicht schwierig, zu der Einsicht zu kommen, dass manipulierte Nahrungsmittel für die bestmögliche

Verstoffwechselung im Organismus durch und durch unzureichend sind und nicht zuletzt die versteckte Ursache vieler Krankheiten sind.

Und was ist mit den gentechnisch veränderten Nahrungsmitteln, die wir haufenweise in den Supermarktregalen vorfinden?

Fertigprodukte aus der industriellen Produktion sind in der Lage, in Aussehen und in Geschmack jedes in der Natur vorkommende Lebensmittel künstlich zu kopieren. Das Energiepotenzial dieser synthetischen Nahrungsmittel ist derart verändert, dass unsere Körperzellen deren Strukturen nicht erkennen und schon gar nicht verarbeiten können. Die Belastung (Körpervergiftung) nimmt ihren Lauf. In diesem Geschehen gesund zu bleiben, aktiv das Leib-Seele-Wohlergehen auf allereinfachste Weise aufrechtzuerhalten, gelingt unter solchen Umständen (Ernährungsgewohnheiten) nicht mehr.

Eine gesunde Lebensgestaltung setzt eine gesunde Ernährung mit gesunden Lebensmitteln aber voraus.

Was in der Lebensmittelpolitik schiefläuft, spiegelt sich in der Kostensteigerung im Gesundheitswesen wider. Die Krankenkassen offenbaren: Die Reparatur der selbstverschuldeten Schäden ist nicht mehr länger zu finanzieren.

Dem kritischen Verbraucher, der eine naturbelassene Ernährung bevorzugt, leistet wohl die ökologische (biologisch-dynamische) Landwirtschaft das maßgebende Vorsorgeprinzip. Schließlich schenkt uns die Natur zu jeder Jahreszeit genau das, was wir gerade brauchen. Wir wissen, dass Bioprodukte weniger krankmachende Schadstoffe enthalten, und je natürlicher und frischer ein Lebensmittel ist, umso schmackhafter, vitalstoffreicher und energiereicher ist es auch.

Übrigens: Unser Körper selbst weiß sehr gut, was für ihn zweckdienlich ist. Gerade so, wie eine Pflanze sich auf die Sonne zubewegt, sind wir von Natur aus für die Signale unseres Körpers sensibilisiert. Wir haben die Fähigkeit, intuitiv wahrzunehmen, welche Nahrung unseren individuellen Bedürfnissen gut tut und welche nicht. Zu alledem sind wir naturgemäß mit einem eigenen Sättigungsmaß ausgestattet. Unser Körper weiß, welche Nahrungsart und welche -menge für ihn am besten geeignet sind.

Konzept *Mindfulness-Wellness & Ernährungs-Management* orientiert sich nicht an einer Ernährungslehre oder einem Ernährungssystem. Jeder Mensch soll die für ihn förderliche Lebensqualität steigernde Ernährungsform frei wählen. Die Esskultur beziehungsweise die Wiederentwicklung der natürlichen Essinstinkte – was tut dem Menschen gut, was schadet ihm – ermöglicht, die unterschiedlichen Formen der Energiezufuhr zu erkennen.

Die Natur wird nie dem Menschen folgen, sondern der Mensch hat die Gesetze der Natur zu befolgen. Diesen Satz prägte der griechische Arzt Dioskurides (1. Jahrhundert), der als Pionier der Pharmakologie wertgeschätzt wurde.
Die Pharmakologie ist die Lehre von den Wechselwirkungen zwischen körperfremden Stoffen und dem Organismus.

Im folgenden Abschnitt behandeln wir das menschliche Grundregulationssystem und den Säure-Basen-Haushalt und die Wirkung von Stoffen, die beides belasten.

Das Grundregulationssystem und der Säure-Basen-Haushalt

Um das Thema *das Grundregulationssystem* nach Prof. Dr. Alfred Pischinger (1899–1983), Histologe und Embryologe, ausführlich behandeln zu können, vorweg ein kurzer Exkurs in die Anatomie, um gezielt auf Schlussfolgerungen lenken zu können.

Die Zellen sind nach Gestalt und Tätigkeit (Funktion) die kleinsten Einheiten des Lebens.
Im menschlichen Körper sind sie zu größeren Einheiten übergeordneter Natur, den Geweben, zusammengeschlossen.

Ein Gewebe ist demzufolge ein Verband gleichartig gebauter Zellen und ihrer Abkömmlinge mit einer oder mehrerer Funktionen. Jede Funktionsarbeit setzt eine Spezialisierung voraus.

Wir können folgende Gewebeklassen unterscheiden:
Epithelgewebe: Auskleidung einer äußeren oder inneren Oberfläche.
Stützgewebe: Stützfunktion und Stoffwechselfunktion.
Muskelgewebe: Bewegung durch Zusammenziehen (Kontraktion).
Nervengewebe: Bildung und Leitung des Nervenreizes.
Blut: Diverse Literatur bezeichnet Blut als „flüssiges Gewebe", gelegentlich auch als „flüssiges Organ". Hauptfunktion: Transport von Sauerstoff und anderen lebenswichtigen Stoffen.

In den **Organen** und Systemen mischen sich stets verschiedene Gewebe, doch kann eine Gewebeklasse vorherrschen. Die Versorgung der Körpergewebe geschieht durch das aus Arterien-, Venen- und Kapillargefäßen bestehende Strömungssystem für das Blut.

Das **Grundregulationssystem, auch Zellzwischengewebe oder extrazelluläre Matrix genannt,** befindet sich im Gewebe dieses Kreislaufs, das heißt jener Strecke, die jenseits der Kapillare des Blutkreislaufs beginnt, bis zu den Organzellen reicht und vom Kopf bis zum kleinen Zeh eine Einheit bildet.

Im Zellzwischengewebe werden die **Grundfunktionen** reguliert, zum Beispiel der Sauerstoff- und Wärmehaushalt, der Eiweißstoffwechsel, der Ionenhaushalt, das elektrische Potenzial. Außerdem steuert dieses System sowohl die unspezifische als auch die spezifische immunologische Abwehr. Die zu versorgenden Gewebezellen befinden sich in einem gewissen Abstand zu den Blutgefäßen auf einer durchlässigen Membran (Basalmembran). Der Zwischenraum ist ausgefüllt mit einer strukturlosen Grundsubstanz (die abgesehen von Flüssigkeit auch aus zahlreichen verschiedenen Mikro- und Makromolekülen besteht), Nervenenden, Lymphbahnen, Bindegewebsfasern und frei beweglichen Abwehrzellen. Dieser Zwischenraum ist gewissermaßen als Boden der Körperzellen überall im Körper vorhanden und bildet im wahrsten Sinne des Wortes von Kopf bis Fuß eine Einheit.

Bei einem völlig gesunden Grundregulationssystem funktioniert die Versorgung der Organzellen gemäß den Regeln des Regulationssystems reibungslos. Der Informations- und Stoffaustausch zwischen den einzelnen Zellen, dem Blut und der Lymphe, alle biochemischen Vorgänge, verlaufen mühelos. Die nervale Versorgung der Organzellen über die Endverzweigungen des vegetativen Nervensystems funktioniert einwandfrei.

Allerdings kann das Grundregulationssystem seinen Dienst auch versagen. Warum?
Damit Schadstoffe den Organzellen nicht schaden, können sie im Grundsystem zwischengelagert werden. Das hat allerdings seine Grenzen. Wenn das Grundsystem mit Schadstoffen belastet ist, ist der Informations- und Stoffaustausch gestört, die Organzellen werden ungenügend mit Nährstoffen und Signalen versorgt, der Abtransport sämtlicher Stoffwechselendprodukte über das Blut und die Lymphe ist beeinträchtigt.

Aus ganzheitlicher Sicht ist nach dem Ursache-Wirkungs-Prinzip dieser Zwischenraum der Entstehungsort von allen möglichen Erkrankungen.

Hinsichtlich des Anstiegs von Zivilisationskrankheiten in unserer Gesellschaft und den Blick auf die milliardenhohen Gesundheitsausgaben (in Deutschland) gerichtet, scheint das Grundregulationssystem bei sehr vielen Menschen offensichtlich alles andere als einwandfrei zu funktionieren.

Es erklärt sich von selbst: Wenn Schadstoffe das Grundsystem belasten und Organzellen Schaden nehmen, führt das in Folge zu Erkrankungen.

Nachfolgend die bekanntesten Stoffe, die der Organismus – in Mengen – in der Regel nicht verkraften kann: regelmäßiger Alkohol- und oder Drogenkonsum, Gifte wie zum Beispiel Bakterienreste beziehungsweise Säuren aus Mikroorganismen, Reste von chemischen synthetischen Arzneimitteln (Schlafmittel, Schmerzmittel, Verhütungsmittel), Impfstoffe und toxische Begleitstoffe aus Impfseren, Schwermetalle (Quecksilber, Blei), Wohngifte (in Möbeln, Teppichen, Wandfarben, Kleidungsfarb- und Imprägnierstoffe), Waschmittelzusätze, Rückstände von Pestiziden zum Beispiel in Obst und Gemüse, Rückstände von Herbiziden zum Beispiel Unkrautvernichtungsmittel (Glyphosat), Insektizidrückstände, chemisch-industriell hergestellte Düngemittel, Nahrungsmittelzusatzstoffe (Konservierung, Aroma, Farbe, Geschmack), gentechnisch veränderte Nahrungsmittel, Trinkwasserbelastungen, Atemgifte aus Straßenverkehr und Industrie.

Die enge Wechselwirkung zwischen dem Nervensystem und dem Immunsystem wird deutlich bei negativen Emotionen, erschütternden Erlebnissen, traumatischen Erlebnissen, Ängste, lang dauernden, hartnäckigen Beziehungskonflikten, Sinn- und Hoffnungslosigkeit. Überhaupt jeglicher physischer und psychischer Stress wirkt sich negativ auf das Grundregulationssystem aus.

Nicht vergessen darf man die auf das Grundsystem exogen einwirkenden Reize der Umwelteinflüsse, vorneweg der Elektrosmog, der Störungen im Zellstoffwechsel verursachen kann.

Auch sollte man die Tatsache, dass jede Information im Grundsystem (zum Beispiel Nahrungsmittel, Chemikalien, Bakterienreste et cetera) direkt auf die Psyche des Menschen wirkt, im Hinterkopf behalten. Schließlich besteht eine direkte Wechselwirkung zwischen Körper und Psyche.

Panta rhei: Alles fließt – nichts bleibt

Panta rhei: Alles fließt – nichts bleibt. Wenn man die Aussage der alten Griechen (Heraklit) auf das optimale Funktionieren des Grundregulationssystems bezieht, kommt man nicht umhin, der Leistungsfähigkeit der Ausscheidungsorgane Beachtung zu schenken.

Ist der Körper aufgrund einer Ausscheidungsschwäche über die Ausscheidungsorgane Lunge, Nieren, Darm oder Haut nicht mehr in der Lage, die Stoffwechselendprodukte und Vergiftungen vollständig auszuscheiden, ist er gezwungen, sie einzulagern. Diese Einlagerung erfolgt im Sinne einer Überlebensstrategie in der Mülldeponie namens Bindegewebe.

Für den von einer Übersäuerung befallenen Teil des Bindegewebes (Lokalazidose) bedeutet dies, wie schon erwähnt, eine erhebliche Einschränkung seiner Funktionsfähigkeit, die sich meistens in einer Verhärtung ganzer Gewebebezirke widerspiegelt.

Schreitet eine Übersäuerung in einem Körper stetig voran, so erreicht sie irgendwann logischerweise einen Zustand, in dem auch lebensnotwendige Organe angegriffen werden können. Ist zum Beispiel die Leber (das zentrale Stoffwechselorgan und wichtiges Entsäuerungsorgan) betroffen, führt dies zu einer Verschlechterung der Entgiftungsfunktion.

In den letzten Jahren hat sich immer deutlicher herauskristallisiert, dass eine Übersäuerung (der Begriff deutet auf eine Verschiebung im Säure-Basen-Haushalt hin) eine Hauptursache und Begleiterscheinung vieler Krankheiten ist und dass die typischen Zivilisationskrankheiten mit Mineralstoffmangel und einer Azidose der Organe und des Bindegewebes einhergehen.

Zivilisationskrankheiten sind der Spiegel für jahrelanges nicht stimmiges Leben. Es kann viele Jahre dauern, bis sie zum Ausbruch kommen, der innere Alchemist an die Grenze seiner Belastbarkeit gekommen ist.

In IN FORM, Deutschlands Initiative für gesunde Ernährung und Bewegung, wird der Bericht der Weltgesundheitsorganisation (WHO) zu Zivilisationskrankheiten (2014) wie folgt zitiert:

... [Jedes Jahr sterben weltweit über 16 Millionen Menschen vor dem 70.

Lebensjahr an vermeidbaren Zivilisationskrankheiten wie Herz-Kreis-
lauf-Erkrankungen, Diabetes, Atemwegserkrankungen und Krebs.] ...
(https://www.in-form.de/wissen/meldungen/profiportal/who-be-
richt-zu-zivilisationskrankheiten/)

So wie die Pflanze Erde, Wasser, Luft und Sonnenlicht zum Leben
benötigt, genauso benötigt jede Zelle unseres Körpers bestimmte
Bedingungen zur Aufrechterhaltung ihrer Funktionstüchtigkeit. Zu
den Parametern, die dies gewährleisten, gehören unter anderem die
Ionenkonzentration, der elektrische Widerstand und der pH-Wert.
(Die Abkürzung pH wird abgeleitet von potentia hydrogenii, was
übersetzt so viel wie Stärke des Wasserstoffs bedeutet).
Die Stärke des Wasserstoffs ist das Maß dafür, wie sauer oder basisch
eine Lösung ist. Der pH-Wert definiert den negativ dekadischen Lo-
garithmus der Wasserstoffionenkonzentration mit Messwert 7.
Dazu muss man wissen, dass Wasser von sich aus Ionen (Autoproto-
lyse) bilden kann, nämlich ein positiv geladenes Ion (das Wasser-
stoff-Ion) und ein negativ geladenes Ion (das Hydroxyl-Ion). Will
man diesen Vorgang messen, so erhält man für beide Ionen jeweils
einen Wert von 1×10 hoch 7 mol/l. Sind von beiden Ionen-Sorten
gleich viel vorhanden, bezeichnet man die Lösung als neutral (7).
Bei sauren Lösungen nimmt die Konzentration der Wasserstoffio-
nen zu und der pH-Wert ab. Dementsprechend ist es bei basischen
Lösungen genau umgekehrt, die Hydroxylionen und der pH-Wert
nehmen zu.
Die Medizin hat festgestellt, dass die verschiedenen Gewebe, Organe und Körperflüssigkeiten unterschiedliche pH-Werte aufweisen.
Es handelt sich um physiologische Werte, die das richtige Funktionieren des Körpers gewährleisten. Der Umgebungsparameter legt
definitiv an jeder Stelle des Körpers fest, ob eine biochemische Reaktion vollständig, nur teilweise oder gar nicht ablaufen kann.

Wie sieht Ihr Steuerungsmechanismus im Grundsystem aus?
Wenn man sich die biochemischen und biophysikalischen Trieb-
kräfte aller Stoffwechselprozesse – angefangen bei der Nahrungsaufnahme vom Zerkleinern im Mund bis zur Abgabe am stillen Ört-
chen – vergegenwärtigt, und wenn man im Chemieunterricht bei
Biochemie der Mineralstoffe aufgepasst hat, dann wird einem klar,

welch große Bedeutung dem Zellzwischengewebe in der Informationsübertragung im gesamten Organismus zukommt.

Der Spruch *Der Mensch ist, was er isst* lässt uns eine Brücke schlagen zu unseren Ernährungsgewohnheiten. Es lässt sich daraus ableiten, dass unsere Ernährungsgewohnheiten weitgehend unser inneres Milieu und somit unsere Gesundheit bestimmen.

Zu guter Letzt muss man auch noch die Tatsache berücksichtigen, dass wir uns nicht allein von dem, was wir essen, ernähren, sondern vielmehr von dem was unsere Verdauung und unser Stoffwechsel daraus machen.

Welch großen Einfluss eine gesunde Verdauung auf unsere Gesunderhaltung hat, ist leider oftmals erst dann nachvollziehbar, wenn die Verdauung nicht mehr so optimal funktioniert, wie sie eigentlich sollte. Der berühmte griechische Arzt Hippokrates (460 vor Christus) prägte den Spruch: *Der gesunde Darm ist die Wurzel aller Gesundheit*. Heute, im 21. Jahrhundert, ist das Thema gesunder Darm topaktuell und up to date sind die Informationen darüber.

Was passiert, wenn der Darm aus der Balance gerät, kann in diesem Buch leider nicht erläutert werden, es würde seinen Rahmen sprengen.

Im Grunde ist die Ernährung eines Menschen höchst individuell zu begreifen. Für jeden Einzelnen gilt: Für die Aus-Wirkung der Nahrung ist der Verarbeitungsprozess im Organismus entscheidend.

Als Heilpraktikerin habe ich gelernt, dass unser Körper eine natürliche Säure-Basen-Balance im Verhältnis von 20:80 hat. Herrscht bei unseren Essgewohnheiten die Regel 80 Prozent basische und 20 Prozent saure Kost vor und gibt es keinen Mangel an Pufferstoffen, um gelegentliche (durch Mahlzeiten bedingte) Säure- und Basenfluten auszugleichen, befindet sich unser inneres Milieu im Idealzustand.

Zu beachten ist hierbei, dass nicht alles, was sauer schmeckt, auch säurebildend ist.

Saure beziehungsweise aminosäurenhaltige Lebensmittel sind Fleisch, Wurst, Fisch, Käse, Quark.

Zucker, Weißmehl und Süßwaren werden zu Essigsäure abgebaut und wirken säuernd.

Besteht die Ernährung aus zu vielen sauren oder säurebildenden

Lebensmitteln, ohne dass zugleich mit basenbildenden Lebensmitteln für einen Ausgleich gesorgt wird, muss der Körper ständig große Anstrengungen unternehmen, um seine natürliche Balance im Säure-Basen-Haushalt aufrechtzuerhalten.

Sind die Pufferkapazitäten erschöpft, ist das Wohlbefinden sehr stark beeinträchtigt. Ein dauerhaftes Ungleichgewicht kann zu Krankheitssymptomen führen.

Mein Wissen als Heilpraktikerin über das Konzept der basischen Ernährung stammt aus der Alternativmedizin und ist wissenschaftlich bislang noch nicht bestätigt.

Bemerkenswerterweise war in der Antike aber schon bekannt, dass die richtige oder falsche Zusammensetzung der Körpersäfte (Humorallehre) die Voraussetzung für Gesundheit oder Krankheit ist.

Hippokrates sagte: *Die Speisen und Getränke, die wir zu uns nehmen, regulieren die Körpersäfte und korrigieren einander gegenseitig.*

Schlussfolgernd kann man sagen, dass von allen Zusammensetzungen unserer Körpersäfte sich die Säuren am schädlichsten auswirken. Ist unser Organismus einmal säuregeschädigt, müssen wir die Ernährung zu Gunsten von basenbildenden Lebensmitteln umstellen, damit der 4:1 Basenüberschuss wieder erreicht wird.

Basenkost ist Sonnenkost. Gemüse, Obst und Kräuter bringen dem menschlichen Organismus Sauerstoff, Vitamine und Mineralstoffe, Spurenelemente und Enzyme, die als Katalysatoren den Stoffwechsel eigentlich erst ermöglichen.

Woher kommen die Säuren in unserem Körper?

- Milchsäure: zum Beispiel aus körperlicher Überanstrengung, Stress
- Gerbsäuren: zum Beispiel aus schwarzem Kaffee und Tee
- Schwefelsäure: zum Beispiel aus Schweinefleisch, Wurstwaren, Käse, Eiern
- Salpetersäure: zum Beispiel aus gepökeltem Fleisch, Wurstwaren und Käse mit Nitratzusatz
- Phosphorsäure: zum Beispiel aus gesüßten Getränken, Energiedrinks, Eiern, Fisch, Schmelzkäse

- Acetylsalizylsäure: zum Beispiel aus Schmerzmitteln (vor allem bei übermäßigem Gebrauch)
- Essigsäure: zum Beispiel aus Süßwaren, Zucker, Weißmehl, Essig, Stress
- Ameisensäure: zum Beispiel aus Süßstoff
- Oxalsäure: zum Beispiel aus Rhabarber, Spinat, Kakao
- Salzsäure: zum Beispiel aus Kochsalz, Stress
- Harnsäure: zum Beispiel aus Fleisch und Zellverfall, übermäßigem Eiweißverzehr, Stress
- Kohlensäure: zum Beispiel aus Getränken, Bewegungsmangel, flacher Atmung
- Ketonsäure: zum Beispiel aus verarbeiteten Fetten, unvollständiger Fettverbrennung (Diabetiker)

Welche äußeren Anzeichen weisen möglicherweise auf ein gestörtes Gleichgewicht im Säure-Basen-Haushalt hin?
- blassgraue Hautfarbe
- braune Hautflecken, Akne, Ekzeme, Furunkel
- Falten, Schuppenflechte, Neurodermitis
- Orangenhaut (Cellulitis)
- stumpfe brüchige Haare, Haarausfall, Glatzenbildung
- brüchige und weiche Nägel
- eine belegte Zunge
- Karies, Parodontose, Zahnfleischbluten
- Fußschweiß

Welche Befindlichkeitsstörungen und unklaren Beschwerden können sich bei einem gestörten Säure-Basen-Gleichgewicht zeigen?

- Unwohlsein, Antriebslosigkeit, anhaltende Müdigkeit
- schnelle Erschöpfung
- eine depressive Verstimmung
- eine allgemeine Immunschwäche
- eine lang anhaltende Entzündung
- eine Stoffwechselstörung
- eine Durchblutungsstörung
- Gelenkbeschwerden
- Reizbarkeit und Vergesslichkeit

Welche (Zivilisations-)Krankheiten können mit einem Ungleichgewicht im Säure-Basen-Haushalt zusammenhängen?

Schmerzzustände aller Art.
Ein Mineralstoffmangel und eine Azidose des Bindegewebes und der Organe können zu entzündlichen und degenerativen Veränderungen bis hin zu (chronischen) Erkrankungen,
- im Muskuloskelettalen System (Rückenschmerzen, Arthritis, Arthrose, Weichteilrheuma, Osteoporose),
– zu Herz-Kreislauf-Erkrankungen,
– zu Atemwegserkrankungen,
– zu Magen-Darmerkrankungen,
– zu Diabetes,
– zu Migräne,
– zu Tinnitus,
– zu Krebserkrankungen führen.

Die Seele wird durch zu viel Fett im Blut erstickt und ist dann nicht fähig, göttliche und himmlische Dinge einzusehen und zu beurteilen.
Galenus (128/131–199/216)

Die Bedeutung der Zubereitung einer Mahlzeit

Im Abschnitt über das Grundregulationssystem erfuhren wir, dass negative Gedanken beziehungsweise Emotionen (negativer Stress) das Grundregulationssystem belasten. Körper und Psyche stehen in einer direkten Wechselwirkung.

Wir wissen: Der Körper kann zwischen einer tatsächlichen Situation und einem Gedanken nicht unterscheiden, er reagiert auf Gedanken genauso, als wäre es Realität.

Ferner ist es so, dass jeder Gedanke, jeder Wunsch, schlechthin jeder Geisteszustand, von einer Schwingung begleitet wird, der Mensch seinen mentalen und emotionalen inneren Zustand als Energiefeld ausstrahlt.

In diesem Abschnitt geht es um die Bedeutung der Zubereitung der Mahlzeit.

Vom Wissen, dass der Mensch seinen inneren Zustand ausstrahlt, können wir ableiten, dass die Stimmung, in der man sich während der Zubereitung der Mahlzeiten befindet, in die Speise übergeht. Also Achtung! Achtsamkeit ist auch bei der Zubereitung angesagt. Man muss sich stets dessen bewusst sein, dass die Energie einer liebevollen, herzlichen Stimmung genauso wie Gereiztheit, Ärger oder Wut et cetera über die Nahrungszubereitung in das Essen gelangt. Ich rate daher dazu, die Nahrungszubereitung aus einer inneren Zufriedenheit heraus zu gestalten.

Außerdem empfiehlt es sich, die Küche nicht nur nach praktischen, sondern auch nach ästhetischen Gesichtspunkten einzurichten. So wie die Speisen eine Gaumenfreude sein sollten, sollte auch der Raum, in dem eine Mahlzeit zubereitet wird, ein Ort der Freude sein.

Und damit alles in allem zu einem kulinarischen (Hoch-)Genuss wird, sollte man vor der Zubereitung der Mahlzeit den Strom der Gedanken zur Ruhe kommen lassen und für eine Weile in sich ruhen, um voll und ganz im Hier und Jetzt anzukommen.

Wenn man dies so oft wie möglich tut, wird man in absehbarer Zeit realisieren, dass die stille Zufriedenheit nicht nur während der Nahrungszubereitung besteht, sondern auch darüber hinaus erhalten bleibt.

Wenn ihr nur leben könnt vom Duft der Erde und gleich einer Blume der Luft getragen sein vom Licht.

Da ihr aber töten müsst, um zu essen, und dem neugeborenen Leben die Muttermilch raubt, um euren Durst zu stillen, so macht daraus zumindest einen Akt der Verehrung,

Und aus eurer Tafel macht einen Altar, auf dem die Reinheit und die Unschuld der Wälder und Ebenen geopfert wird für das, was im Menschen reiner und noch unschuldiger ist.

Khalil Gibran: Der Prophet; Seite 24

Besinnung beim Essen

Mit welcher Eigenart sich eine Person dem Essen hingibt, ist von Mensch zu Mensch verschieden. Es gibt die Person, die es zu einer schweigsamen Mahlzeit hinzieht. Es gibt die Sorte Mensch, die sich mit Heißhunger an das Essen macht und die keinen Wert auf ein ehrfürchtiges, schweigsames Dinieren legt.

Unabhängig davon: Eine Marotte der modernen schnelllebigen Zeit besteht allemal darin, dass man sich aufgrund von Zeitdruck zu wenig Zeit zum Essen nimmt und daher die Mahlzeit oft hastig runterschluckt – was früher oder später zu Verdauungsproblemen führt. Wenn man sich dazu entschließt, sich selbst etwas Gutes zu tun, sollte man sich von dieser unsinnigen Angewohnheit verabschieden. Sich Zeit lassen beim Essen ist neben dem guten Kauen das A und O für eine gute Verdauung.

Darüber hinaus erfährt man beim langsamen, bewussten Essen viel mehr über das Nahrungsmittel als sonst.

Lässt man sich wirklich Zeit für eine Mahlzeit, fördert das den Genuss und die Wahrnehmung, welche Energie das verspeiste Lebensmittel vermittelt. Langsames, bewusstes Essen fördert auch das Sättigungsgefühl.

Eine weitere schrullige Angewohnheit ist, alle möglichen Gegenstände, die vom Speisen ablenken können (Handy, Laptop, Zeitschriften, Briefpost, Rechnungen et cetera), auf dem Esstisch rumliegen zu haben. Achtung! spirituell gesehen nimmt man mit seinen Sinnen die Atmosphäre, die am und auf dem Tisch herrscht, wahr und verspeist diese sozusagen als Beigabe.

Zu guter Letzt ist aus spiritueller Sicht die Handlung der Nahrungsaufnahme ganz und gar dann beendet, wenn man die Küche und den Essbereich aufgeräumt verlässt. Bleibt der Esstisch mit dem Geschirr et cetera unaufgeräumt, dann bleibt ein Teil des eigenen Unbewussten (Energie) an der unvollendeten Arbeit hängen, bis dass der Abwasch erledigt ist, die Tätigkeit voll und ganz abgeschlossen ist.

Zusammenfassend möchte ich formulieren: Ganzheitliche Nahrungsaufnahme bedeutet, von der Zubereitung über das Essen bis zum Abwasch eine bewusste und meditative Haltung einzunehmen.

... [*Ein Edler, der beim Essen nicht nach Sättigung fragt, beim Wohnen nicht nach Bequemlichkeit fragt, eifrig im Tun und vorsichtig im Reden, sich denen, die Grundsätze haben, naht, um sich zu bessern, der kann ein das Lernen Liebender genannt werden.*] ...
(Konfuzius: Der Weg der Wahrhaftigkeit 1,14; Seite 68)

Konzept Mindfulness-Wellness & Ernährungs-Management

- Nahrungsmittel sind nicht einfach nur die Summe chemischer Bestandteile, sondern Treibstoff für den Körper und das Gehirn.
- Um die Lebensqualität zu erhalten oder zu verbessern, kommt man nicht umhin, zum einen auf eine ausgewogene, abwechslungsreiche Ernährung, zum anderen auf die Naturbelassenheit der Lebensmittel zu achten. Man sollte möglichst unverarbeitete Lebensmittel aus kontrolliert biologischem Anbau zu sich nehmen. Am besten wählt man nährstoffreiche Lebensmittel aus der Schatzkammer der Natur, diese haben einen hohen Anteil an sekundären Pflanzenstoffen, zellschützenden Antioxidantien, Vitaminen, Spurenelementen, Ballaststoffen und gesunden pflanzlichen Fettsäuren.
- Idealerweise entspricht die Ernährung (in Art und Menge) den individuellen Bedürfnissen.
- Ganzheitliche Nahrungsaufnahme bedeutet, von der Zubereitung über das Essen bis hin zum Abwasch eine bewusste und meditative Haltung einzunehmen.

Kapitel V – Bewegungs-Management

... [Rennen, Wildschweine jagen, sie in die Höhle schleppen und die Beute verteilen – dazu wären wir körperlich geschaffen! Denn eigentlich sind wir so gebaut, dass wir den ganzen Tag auf Achse sein müssten – zu Fuß, nicht auf vier Rädern.] ...
(Markus Hofer, *Die zweite Halbzeit entscheidet: Strategien für Männer ab 40*, Tyrolia 2012)

Zweifellos vermochte der Mensch, sich täglich viel zu bewegen. Von Beginn unserer Menschheitsgeschichte an bis vor wenigen Jahrzehnten hat der Bewegungsreichtum über unzählige Generationen das Entwicklungs- und Leistungsspektrum unseres Organismus geprägt. Unsere Vorfahren verbrachten einen Großteil ihres Lebens in Bewegung. Sie sind täglichen Aktivitäten nachgegangen, haben sich im Alltag und Beruf beispielsweise beim Landbau, Ackerbau oder bei der Viehzucht viel bewegt.

Erst im Zuge der industriellen Revolution begannen Arbeitsbedingungen und Lebensumstände sich zu verändern; Mechanisierung, Zentralisierung, Massenproduktion et cetera haben in vielerlei Hinsicht das Leben leichter gemacht. Ebenso haben die digitalen Errungenschaften der letzten Jahrzehnte das Leben ungemein komfortabel gemacht.

Das ist die eine Seite der Medaille.

Der Stand der anderen Medaillenseite ist: Heutige Lebensumstände, Arbeitsbereiche, Tätigkeiten, Arbeitssituationen und -bedingungen, bieten nicht immer gesundheitserhaltende Rahmenbedingungen für die Arbeits- beziehungsweise Funktionsweise des Körpers. Der gesunde Körper ist aber eine Voraussetzung für die körperliche Leistungsfähigkeit.

Nicht selten sind wir im Berufsalltag zu stundenlanger einseitiger Körperhaltung gezwungen. Beim Verharren in bestimmten Positionen werden aber nur bestimmte Muskeln beansprucht. Ist die Möglichkeit, Ausweichbewegungen auszuführen nicht gegeben, ist es oft so, dass Muskelprobleme erst auf die Fehlhaltung aufmerksam machen.

Dazu ein Bericht des Bundesministeriums für Arbeit und Soziales über Sicherheit und Gesundheit bei der Arbeit (Berichtsjahr 2017):

... [ZAHLEN – DATEN – FAKTEN

JEDE ZWEITE beschäftigte Person sitzt oder steht am Arbeitsplatz zu viel.
Fast JEDE VIERTE bewegt zu schwere Lasten.
JEDE SECHSTE nimmt häufig eine Zwangshaltung ein.] ...
... [EIN VIERTEL aller Arbeitsunfähigkeitstage wird durch Muskel-Skelett-Beschwerden oder -Erkrankungen verursacht.] ...
(Magazin für ein gesundes Berufsleben, BGW Miitteilungen, Ausgabe 1/19 Bericht „Sicherheit und Gesundheit bei der Arbeit – Berufsjahr 2017", BMAS 2018, Seite 7)
(Bericht *Sicherheit und Gesundheit bei der Arbeit – Berichtsjahr 2017*, BMAS 2018 http://www.bmas.de)

Der Bericht legt dar, dass es aufgrund einseitiger Körperbeanspruchung und kräftezehrenden Tätigkeiten, über Monate und Jahre hinweg, zu gesundheitlichen Beschwerden wie Verspannungen der Muskulatur, zu (leichten bis hochgradigen) Bewegungseinschränkungen, zu Muskel-und oder Skeletterkrankungen kommt.
Auf der Suche und Ausschau nach physikalischen beziehungsweise manuellen Therapiemöglichkeiten und oder Gesundheitskursen, die die Vielfalt an Bewegung und Kräftigung auf unterschiedliche Art und Weise nahe bringen, entdeckt man, dass der Mensch in jedem Alter von einem Muskeltraining profitiert - durch ein ausgeklügeltes, gezieltes Training, das das Muskelwachstum anregt, das die Tiefenmuskulatur fordert.

Wer jetzt an seine Fitness, an seine körperliche Leistungsfähigkeit denkt, hat möglicherweise (Freizeit-)Aktivitäten in Erinnerung, bei denen es in der Vergangenheit zu einer Überanstrengung gekommen ist. Wer kennt nicht die muskulären Beschwerden nach einer strapaziösen körperlichen Betätigung. So zum Beispiel nach stundenlanger Gartenarbeit, nach einer kilometerweiten Rad- oder Wandertour, nach einem übertriebenen oder falschen Training in einer ungewohnten Sportart.

Die Ursachen für Muskelprobleme sind vielfältig, auch mangelnde Bewegung, Krankheiten des Organismus, Sportverletzungen und Unfälle, können Ursachen sein.

Wenn wir so gebaut sind, dass wir von morgens bis abends auf Achse sein können, wenn es früher eine Notwendigkeit war, sich viel zu bewegen, dann zwingt uns heute das Zivilisationsphänomen Bewegungsmangel zu körperlichem Training.
Den Blick auf die vielen Sportarten gerichtet kommt die Frage auf: welche Sportart für welche motorische Fähigkeit geeignet ist. Insgesamt unterscheidet man fünf motorische Grundfähigkeiten: Kraft, Ausdauer, Schnelligkeit, Beweglichkeit, Koordination (Koordination gliedert sich noch in verschiedene koordinative Fähigkeiten).
Des Weiteren kommt die Frage nach dem Ist-Zustand d.h. nach dem aktuellen körperlichen Fitness-Zustand (an das ein Training anknüpfen kann, auf das ein Training gründen muss), und nach der Trainingsbereitschaft, auf.

Wegen weiterer Einzelheiten zu den einzelnen motorischen Grundfähigkeiten, zu Gesundheitsprogrammen und Seminaren, zu Aus- und oder Fortbildungen im Bereich Fitness/Gesundheit, verweise ich auf:
https://dssv.de, https://sportschule-steinbach.de, https://landessportschule-albstadt.de

Fakt ist: Ein dauerhafter Bewegungsmangel trägt dazu bei, dass die Muskulatur an Spannkraft verliert. Wird ein Muskel nicht ausreichend beansprucht, degenerieren Muskelfasern. Das wiederum verstärkt das Risiko des Auftretens von Muskelproblemen.

Last but not least, können sich zu Muskel- und Gelenkproblemen noch die Folgen einer ungesunden Ernährung, die Folgen ungenügender Entspannungsphasen (Schlafmangel), die Folgen von Genussmittelmissbrauch, die Folgen von Konfliktsituationen beruflicher oder familiärer Art et cetera, dazugesellen.

Im Hinblick auf die Tatsache, dass Bewegung ein Grundbedürfnis des Menschen ist, kann schlussfolgernd gesagt werden, dass ein bedeutender Aspekt des „Unwohlseins" auf der einen Seite in direkter Verbindung zu Arbeitsbedingungen steht, die eine gute Fitness erfordern, diese gegebenenfalls jedoch stark in Mitleidenschaft gezogen werden kann, es zu Muskel-Skelett-Beschwerden und -Erkrankungen kommen kann.

Auf der anderen Seite steht „Unwohlsein" in direkter Verbindung zum Rückgang der Bewegungsvielfalt im Alltag. Bewegungsmangel spiegelt Lebensgewohnheiten wider, die ein mangelndes Interesse an Fitness erkennen lassen.

Dazu ein Zitat von Dr. med. Kenneth H. Cooper aus seinem Buch *Praktische Anleitung zur Steigerung der Leistungsfähigkeit.*

Mal ehrlich, wer kennt ihn nicht, den „inneren Chiller", der abhängen will, der, wenn er in seinem Element ist, den Hintern nicht hochbekommt ... *[gähnend sitzt man am Schreibtisch, hat auch sonst stets ein schläfriges Gefühl und möchte sich nach jeder Hauptmahlzeit am liebsten schlafenlegen. Schon nach geringfügigen Anstrengungen ist man erschöpft, ob man eine Treppe hinaufsteigt, laufend den Omnibus erreichen will, den Rasen mäht oder Schnee schaufelt. Man ist zu müde, mit den Kindern zu spielen oder nach Tisch mit der Gattin einen kleinen Spaziergang zu machen, man kann sich zu nichts mehr aufraffen außer zur Arbeit am Schreibtisch und zum abendlichen Hinstarren auf den Bildschirm, und vielleicht kann man auch das eines Tages nicht mehr, ohne darüber einzuschlafen. Mit einem Seufzer stellt man fest: »Ich werde alt«, und wenn man nichts dagegen tut, wird man es auch – viel zu früh!]* ... (Cooper, Kenneth H.: Bewegungstraining Praktische Anleitung zur Steigerung der Leistungsfähigkeit; Seite 19)

Zeigt man dem nicht beanspruchten, erschlafften, geschwächten Körper, also den Bewegungsmangelanzeichen, die rote Karte, entdeckt man die Vorzüge der aktiven Körperertüchtigung. Im Extremfall wird man durch muskuloskelettale Schmerzsyndrome zu aktiven Maßnahmen genötigt. Günstigstenfalls sind die Zusammenhänge zwischen Gesundheit, Sport und Fitness bekannt, die sportliche Betätigung wird als eine erstklassige Möglichkeit zur Gesundheitserhaltung oder -verbesserung angesehen.

In diesem Kapitel geht es um die allgemeine Fitness. Diese ist ein wichtiges Glied zwischen Gesundheit und Leistungsfähigkeit. Es geht bei der allgemeinen Fitness um die körperliche Ertüchtigung, die alle Organsysteme betrifft. Nur so kann eine maximale Leistungsfähigkeit erreicht werden.

Inspiriert von Dr. med. Kenneth H. Cooper, der die Sache auf den Punkt bringt, zitiere ich aus seinem Buch *Bewegungstraining, Praktische Anleitung zur Steigerung der Leistungsfähigkeit* folgende Textstellen (S.17/18): ... [*Zu jeder Tätigkeit ist Energie erforderlich; unser Körper produziert sie durch Verbrennung von Nährstoffen.*] ...
Nun muss man etwas bedenken: ... [*Nahrung kann unser Körper speichern, Sauerstoff aber nicht.*] ...
Wenn die Bedingungen für die biologische Oxidation gegeben sind, worauf kommt es dann bei der maximalen Leistungsfähigkeit an?
... [*Es kommt nun darauf an, genügend Sauerstoff in alle Bereiche, die zahllosen versteckten Winkel jenes äußerst komplizierten Triebwerks - des menschlichen Körpers - zu führen, also dorthin, wo die Nahrung gespeichert ist und sich beides zur Erzeugung genügender Energiemengen vereinen kann. Hierin zeigt sich nun der Grad physischer Leistungsfähigkeit.*
In manchem Körper nämlich sind die Mittel zur Sauerstoffversorgung der Gewebe zu schwach ausgebildet; so kann der jeweilige Energiebedarf nicht gedeckt werden.
Zwar können wir, um das zu leisten, was der Alltag von uns fordert, fast alle genügend Energie erzeugen, sowie aber erhöhte Kraftanstrengungen nötig sind, versagen manche Menschen. Diese Spanne, die Differenz zwischen unserem minimalen Kräftebedarf und unserer maximalen Leistungsfähigkeit ist das Maß unserer Fitness. Je besser die körperliche Verfassung, desto größer die Spanne. Bei sehr geringem Grade der Fitness sind Minimum und Maximum nahezu gleich.] ...
(Cooper, Kenneth H.: Bewegungstraining, Praktische Anleitung zur Steigerung der Leistungsfähigkeit; Seite 17/18)

Die beste Art von Fitness ist die, die den ganzen Organismus erfasst.

Die Beweglichkeit des menschlichen Körpers ist ein Zusammenspiel von insgesamt 143 echten Gelenken (echt, weil hier zwei Gelenkpartner aufeinander treffen), zahlreichen Bändern, Sehnen und Muskeln. Dabei besteht der gesunde Körper aus über 650 Muskeln von unterschiedlicher Größe, die in unterschiedliche Gruppen unterteilt sind: die Skelettmuskulatur, die Organmuskulatur und die Herzmuskulatur.

Zwar ermöglichen die Skelettmuskeln jede Art der Be- und Fortbewegung des Körpers, doch wenn es um das Fitnesstraining geht, muss man wissen, dass die unsichtbaren Muskeln – die Organmuskeln und der Herzmuskel – genauso wichtig sind wie die sichtbaren Skelettmuskeln. Gilt nämlich ein Fitnesstraining allein der Ausbildung der Skelettmuskulatur, so wird man niemals zu echter Fitness gelangen.

Cooper schreibt: ... [*Ausschließlich seinen Bizeps zu trainieren, heißt soviel [sic!] wie: neue Reifen für ein altes Auto, aber keine Überholung des Motors.*]

Die allgemeine Fitness unseres Körpers können wir nur durch Bewegungstraining erreichen; dieses sichert uns die Vorteile des Trainingseffekts und verbessert nicht nur die äußere Muskulatur, sondern auch Lunge, Herz und Blutgefäße. Sie ist damit das Fundament für jede Art von körperlichem Aufbau. Der Erfolg des Bewegungstrainings ist im erhöhten Sauerstoffverbrauch begründet.]...

(Cooper, Kenneth H.: Bewegungstraining, Praktische Anleitung zur Steigerung der Leistungsfähigkeit; Seite 21)

Konzept Mindfulness-Wellness & Bewegungs-Management

Der Trainingseffekt eines/Ihres Bewegungstrainings bedeutet:

- Einerseits zwingt Bewegungstraining Ihren Körper, in allen seinen Bereichen mehr Sauerstoff aufzunehmen. Andererseits bildet die Gesamtmenge an Sauerstoff, die Ihr Körper verarbeiten kann, ein Maß für den Gesundheitszustand Ihrer Systeme.
- Die Atemtiefe nimmt zu. Ihre Lunge arbeitet wirksamer. Durch die Erhöhung des Atemvolumens nimmt sie, ohne zusätzliche Anstrengung, mehr Luft auf.
- Sie haben eine bessere Durchblutung des Muskelgewebes. Die Stoffwechsellage wird verbessert. Die Elastizitätseigenschaft, der Spannungszustand der Muskeln verbessert sich. Auch die Elastizität der Gefäßwände verbessert sich. Zur Energiegewinnung werden verstärkt Fette mobilisiert. Die Widerstandsfähigkeit gegenüber Ermüdung erhöht sich.
- In den Gelenken vermehrt sich die Synovialflüssigkeit. Die Pufferfunktion der Knorpelstrukturen verbessert sich. Die Elastizität der Sehnen und Bänder verbessert sich.
- Es kommt zu einer Erhöhung des Blutvolumens, was sich sowohl auf die Sauerstoffversorfung des Zellgewebes günstig auswirkt als auch auf das wachsende Ausdauervermögen. Und im Schlepptau haben Sie eine verbesserte physische und psychische Gesamtverfassung.
- Das Herz wird zu einem starken, gesunden Muskel.

Cooper schreibt: … [*Das Herz pumpt mit den einzelnen Schlägen mehr Blut durch die Gefäße; es kann also langsamer und zugleich wirksamer arbeiten. Bei einem gut trainierten Menschen ist der Ruhepuls bis zu 20 Schlägen in der Minute geringer als beim untrainierten, d. h. sein Herz spart während des Schlafes einer einzigen Nacht ca. 10 000 Schläge ein. Aber auch bei äußerster Beanspruchung ist die Frequenz des trainierten Herzens wesentlich niedriger als beim nicht trainierten Herzen. Dieses schlägt in solchem Fall, um den Körper mit genügend Sauerstoff versorgen zu können, oft gefährlich schnell.*] …
(Cooper, Kenneth H.: Bewegungstraining, Praktische Anleitung zur Steigerung der Leistungsfähigkeit; Seite 20)

Unter dem Blickwinkel der Prävention ist das Bewegungstraining in erster Linie ein Mittel zur Krankheitsverhütung, schließlich bildet es ein Bollwerk gegen die meisten schädigenden Vorgänge im Körper. Leibesübungen können Schwerarbeit sein oder mit Leichtigkeit ausgeführt werden. Dies setzt eine bestimmte innere Haltung voraus. Wenn das Bewusstsein auf die „wahre Identität" ausgerichtet ist, geschieht es mit freudiger Leichtigkeit.

„first they ignore you,
then they laugh at you,
then they fight you,
then you win."
mahatma gandhi (1869-1948)

Verwendete Literatur

Dorsch, Psychologisches Wörterbuch, Herausgeber: Hartmut Häcker, Kurt H. Stapf, Hans Huber Verlag, Bern – Göttingen – Toronto - Seattle, 12. Auflage

Pschyrembel, Klinisches Wörterbuch, Sonderausgabe, Walter de Gruyter Verlag, Berlin – New York, 259. Auflage

Lehrbuch für Heilpraktiker, Innere Medizin, Dr. Dr. Hartmut Hildebrand, HP Damir Lovric (M.A.), Verlag Kreativität & Wissen, Sersheim, 6. Auflage

Isolde Richter, Lehrbuch für Heilpraktiker, Medizinische und juristische Grundlagen, Verlag Urban & Schwarzenberg, München – Wien – Baltimore, 3. Auflage

Lehrbuch der inneren Medizin, Herausgegeben von W. Siegenthaler, W. Kaufmann, H. Hornbostel, H. D. Waller, Georg Thieme Verlag, Stuttgart New York, 3. Auflage

Psychosomatische Medizin, Ein kurzgefaßtes Lehrbuch, Walter Bräutigam, Paul Christian, Michael von Rad, Georg Thieme Verlag, Stuttgart – New York, 5. überarbeitete und erweiterte Auflage

Neurologie und Psychiatrie, Psychosomatik und Psychotherapie in Frage und Antwort für Fachberufe im Gesundheitswesen, Paul L. Janssen, Walter Gehlen, Begründet von Hansjörg Netolitzky, Georg Thieme Verlag, Stuttgart – New York, 4. Neubearbeitete Auflage

H. Legewie, W. Ehlers, Knaurs moderne Psychologie, Droemer Knaur Verlag, München 1994

Kriz, Grundkonzepte der Psychotherapie, Eine Einführung, Beltz Psychologie Verlags Union, Weinheim, 4. Auflage

Carl R. Rogers, Entwicklung der Persönlichkeit, Psychotherapie aus Sicht eines Therapeuten, Klett-Cotta Verlag, Stuttgart, 11. Auflage
Edelmann Lernpsychologie, Eine Einführung, Beltz Psychologie Verlags Union, Weinheim, 4. Auflage

Bachmaier et al., Beraten will gelernt sein, Ein praktisches Lehrbuch für Anfänger und Fortgeschrittene, Beltz Psychologie Verlags Union, Weinheim, 5. Auflage

Stichwort Psychotherapie, Heiko Ernst, Ursula Nuber, Originalausgabe, Heyne Sachbuch Nr. 19/4006, Wilhelm Heyne Verlag, München

Alexander Lowen, Körperausdruck und Persönlichkeit, Grundlagen und Praxis der Bioenergetik, Wilhelm Goldmann Verlag, München

Ron Kurtz, Hakomi, Eine körperorientierte Psychotherapie, Übersetzt aus dem Amerikanischen: Karin Petersen, Berlin, Kösel-Verlag GmbH & Co., München

Roberto Assagioli, Leben und Werk des Begründers der Psychosynthese, Paola Giovetti, Nawo Verlag GmbH, Zürich

Psychologie Heute, CD mit Infoprogramm integriert, 36. Jahrgang, Heft 6, Juni 2009, D6940E, Beltz Psychologie Verlags Union, Weinheim http://www.psychologie-heute,de

Dr. med. Eric Berne, Sprechstunden für die Seele, Psychiatrie und Psychoanalyse verständlich gemacht, Deutsch von Wolfram Wagmuth, Lizenzausgabe für die Mitglieder des Deutschen Bücherbundes Stuttgart – Hamburg – München, ©Rowohlt Verlag GmbH

Arno Gruen, Der Verrat am Selbst, Die Angst vor Autonomie bei Mann und Frau, Deutscher Taschenbuch Verlag GmbH & Co. KG, dtv, München, 10. Auflage

Lynne Mc Taggart, Das Nullpunkt-Feld, Auf der Suche nach der kosmischen Ur-Energie, aus dem Englischen von Gisela Kretzschmar, Wilhelm Goldmann Verlag, München, 8. Auflage

Autogenes Training, Methodik, Didaktik und Psychodynamik, Hartmut Kraft, Hippokrates Verlag, Stuttgart, 3. Auflage

Handbuch Autogenes Training, Grundlagen, Technik, Anwendung, von Dr. med. Bernt Hoffmann, Bearbeitet und herausgegeben von Dr. med. Claus Derra und Prof. Dr. med. Sven Olaf Hoffmann, Deutscher Taschenbuch Verlag GmbH & Co. KG, dtv, München, 12. Auflage

Gisela Eberlein, Autogenes Training, Ein umfassendes Übungsprogramm für die ganze Familie, VPM Verlagsunion Pabel Moewig KG, Rastatt, 2. Auflage

Shane Murphy, Die Kunst, erfolgreich zu sein, Acht Schritte zur persönlichen Bestleistung, Deutscher Taschenbuch Verlag GmbH & Co. KG, dtv, München, 2. Auflage

Khalil Gibran, Der Prophet, aus dem Englischen von Kim Landgraf, 2006 Anaconda Verlag GmbH, Köln

Konfuzius, Der Weg der Wahrhaftigkeit, aus dem Chinesischen übersetzt und erläutert von Richard Wilhelm, 2. Auflage, Jena Diederichs 1914, 2008 Anaconda Verlag GmbH, Köln

Karlfried Graf Dürckheim, HARA, Die Erdmitte des Menschen, Otto Wilhelm Barth Verlag, München, 16. Auflage

HAN SHAN, Achtsamkeit, Die höchste Form des Selbstmanagements, Trinity Verlag in der Scorpio Verlag GmbH & Co. KG, Berlin – München

Barbara Ann Brennan, Licht-Arbeit, Das Standardwerk der Heilung mit Energiefeldern, aus dem Amerikanischen von Gabriele Kuby, Wilhelm Goldmann Verlag, München

Barbara Ann Brennan, Licht-Heilung, Der Prozess der Genesung auf allen Ebenen von Körper, Gefühl und Geist, aus dem Amerikanischen von Gabriele Kuby, Wilhelm Goldmann Verlag, München

Barbara Ann Brennan, Licht-Arbeit, Das große Handbuch der Heilung mit körperlichen Energiefeldern, aus dem Amerikanischen von Gabriele Kuby, Wilhelm Goldmann Verlag, München

Candace B. Pert, Moleküle der Gefühle Körper, Geist und Emotionen, Rowolth Taschenbuch Verlag, 4. Auflage Mai 2011

Trainingslehre, Sporttheorie für die Schule, Dr. Karl Friedemann, Promos Verlag GmbH, 2. Auflage

DTB, Grundlagenbuch Ausbildung 1. Lizenzstufe, Deutscher Turner-Bund, Frankfurt am Main, 5. Auflage

Dr. med. Kenneth H. Cooper, Bewegungstraining, Praktische Anleitung zur Steigerung der Leistungsfähigkeit, Fischer Taschenbuch Verlag GmbH, Frankfurt am Main, Deutsche Erstausgabe

Baubiologie Bodensee, Norbert Clericus, Baubiologe (IBN), Owingen, wwwwohngesundleben.de

Herbert L. König, Erdstrahlen und Magnetismus, Ihre Wirkung für Wohlbefinden und Gesundheit, Weltbild Verlag, Augsburg, 5. Auflage

vitOrgan Arzneimittel GmbH, vitOrgan-Forum „Stress", 5/2008, https://www.vitorgan.de

BGW Mitteilungen, Magazin für ein gesundes Leben, Berufsgenossenschaft für Gesundheitsdienst und Wohlfahrtspflege (BGW) Ausgabe 1/19, http://ww.bgw-online.de

https://www.bundesgesundheitsministerium.de
https://www.destatis.de
https://www.wikipedia.org
https://magazin.spiegel.de
https://t-online.de/
https://focus.de/
https://t3n.de
https://www.wellnessverband.de
https://www.dmwv.de
https://www.dssv.de
https://www.schulz-von-thun.de/
https://www.heilpraktiker-berufs-bund.de/patienten/naturheilkunde/36-paracelsus.html
https://www.aphorismen.de
https://www.zitate.eu
https://www.berühmte-zitate.de

Die Autorin

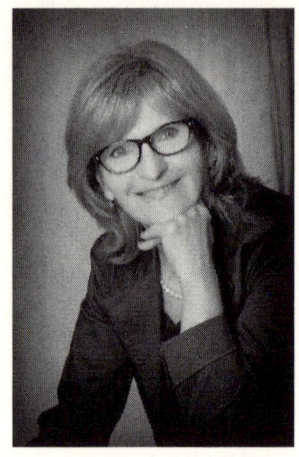

Cornelia Hitzer (Jahrgang 1960)
lebt und arbeitet als Heilpraktikerin
in eigener Naturheilpraxis (www.heilpraxis-hitzer.de)
in Stockach am Bodensee

Wichtiger Hinweis:

Bibliografische Information der Deutschen Nationalbibliothek:
Die Deutsche Nationalbibliothek verzeichnet diese Publikation in der Deutschen Nationalbibliografie; detaillierte bibliografische Dateien sind im Internet über http://dnb.de abrufbar.

Cornelia Hitzer
Der Wellness-Alchemist©
ISBN 978-3-95781-077-9
© 2020 Cornelia Hitzer
© Deutsche Erstausgabe Hierophant-Verlag 2020
Erstlektorat: Bettina Peters
Satz, Typografie: Torsten Peters
Gestaltung Cover: Michael Weber, www.michael-weber-kommunikation.de
Coverfoto: AdobeStock_161070381; Ronny Behnert

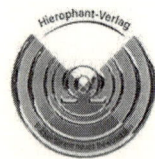

1. Auflage Print Herbst 2020
1. Auflage E-Book Winter 2020

Hierophant-Verlag
St.-Ingberter-Straße 10 – 67071 Ludwigshafen
https://www.hierophant-verlag.de